AF394961

Dᴿ Henri **ROUJAS**

DE LA FACULTÉ DE MÉDECINE DE PARIS

LA

Maladie du Sommeil

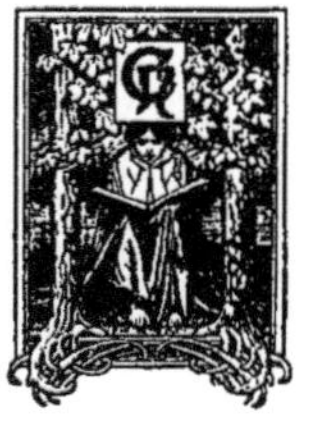

PARIS

C. NAUD, ÉDITEUR

3, RUE RACINE, 3

1904

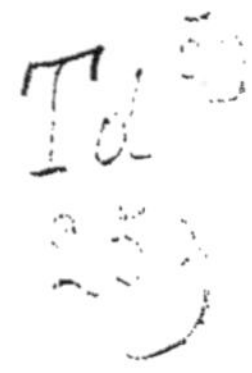

A MON PRÉSIDENT DE THÈSE

MONSIEUR LE PROFESSEUR R. BLANCHARD

PROFESSEUR A LA FACULTÉ DE MÉDECINE
MEMBRE DE L'ACADÉMIE DE MÉDECINE
CHEVALIER DE LA LÉGION D'HONNEUR

AVANT-PROPOS

Au début de ce travail, nous sommes heureux de remercier les maîtres qui, à la Faculté et dans les services hospitaliers, ne nous ont ménagé ni leur peine, ni leur bienveillance, ni leur sympathie.

MM. les P^{rs} Fournier et Pinard, dont nous sommes fier d'avoir été l'élève, nous ont inculqué dans leurs cliniques magistrales les notions de syphiligraphie et d'obstétrique que leur autorité scientifique et leur éloquence ont vulgarisées ; qu'ils nous permettent de leur en témoigner toute notre gratitude.

Nous emportons aussi le plus agréable souvenir des savantes leçons de nos distingués maîtres MM. les P^{rs} Brouardel, Dieulafoy, Raymond, Pozzi, Gilbert ; MM. les Drs Brocq, Variot.

M. le Dr Comby, à son service des Enfants-Malades et à sa consultation du mardi, a su nous intéresser à la médecine infantile si ardue dans les débuts, mais si captivante dans la suite ; qu'il reçoive tous nos remerciements.

Nous ne saurions oublier M. le Dr Brumpt qui a bien

voulu nous autoriser à reproduire quelques clichés se rapportant à notre sujet.

M. le Pr BLANCHARD nous a toujours réservé un bienveillant accueil et nous fait le grand honneur d'accepter la présidence de cette thèse, nous lui adressons l'hommage de notre respectueuse reconnaissance.

INTRODUCTION

Les récentes découvertes faites dans ces vingt dernières années sur le mode de transmission de quelques maladies exotiques par certains insectes ont jeté un jour nouveau sur l'étiologie de ces affections et ont ainsi permis de combattre et d'enrayer leur propagation.

C'est d'abord Manson qui, le premier, trouve dans l'estomac de moustiques des embryons de la filaire du sang, après lui, Laveran émet l'hypothèse du rôle des moustiques dans la transmission du paludisme, rôle que les expériences de Ross et de Grassi ont confirmé.

Plus récemment, les médecins de la commission américaine envoyée à Cuba en 1901 par le gouvernement des États-Unis, pour y étudier l'étiologie de la fièvre jaune, ont pu incriminer un moustique, *stegomyia fasciata,* de la transmission de cette maladie.

Enfin, pendant l'année 1903, à la suite de la découverte par M. Castellani du trypanosome, agent pathogène de la maladie du sommeil, les recherches entreprises simultanément par M. Sambon en Italie, MM.

Bruce et Nabarro en Angleterre et M. Brumpt en France,
tendent à démontrer le rôle de la mouche tsé-tsé,
glossina palpalis, dans la transmission de l'hypnosie.

Cette singulière affection aurait donc une origine
identique au nagana, maladie produite aussi par la
piqûre de la mouche tsé-tsé, *glossina morsitans,* qui,
comme l'a très bien démontré M. Bruce, inocule aux
animaux le trypanosome.

On a déjà publié de nombreux travaux sur le paludisme et la fièvre jaune, plus rares sont ceux ayant trait
à la maladie du sommeil, aussi il nous a paru intéressant de faire une mise au point des diverses questions
se rattachant à cette maladie.

La nouveauté du sujet nous a plu et nous avons
résolu de le traiter dans notre thèse inaugurale.

Nous ne nous flattons pas d'apporter dans les dé-
bats des aperçus nouveaux ou personnels, mais nous
croyons que le simple fait de synthétiser dans un travail tout ce qui a paru jusqu'à ce jour et d'en tirer les
conclusions que comporte une discussion méthodique
et raisonnée, constitue une monographie des plus intéressantes.

A cet effet, nous étudierons successivement en
dehors de l'historique dont nous ferons notre premier
chapitre, tout ce qui concerne l'étiologie, la symptomatologie, le traitement et la prophylaxie de cette affection.

CHAPITRE PREMIER

HISTORIQUE. DOMAINE GÉOGRAPHIQUE

La maladie du sommeil est une affection particulière limitée aux populations du centre de l'Afrique, affection caractérisée au point de vue clinique par l'amaigrissement et l'affaiblissement progressif du sujet, mais surtout par un état de somnolence et une tendance irrésistible au sommeil qui se prolonge alors au delà des limites normales.

Peu connue ou même totalement inconnue au xviiie siècle, la maladie du sommeil est signalée pour la première fois, en 1803, par Winterbottom, voyageur anglais qui eut l'occasion d'observer quelques cas de cette singulière affection en Sénégambie et chez les noirs du littoral de la baie de Bénin (golfe de Guinée).

Avant lui, il n'est fait nulle part allusion à une affection pouvant présenter quelque similitude avec la maladie qui nous occupe.

La maladie du sommeil sévissant spécialement chez les noirs de la côte d'Afrique où se faisait le commerce des esclaves, on pourrait croire que les livres relatifs à la traite des nègres en font mention dans l'énuméra-

tion des maladies observées sur les transports ; il n'en
est rien.

Quelques-uns parlent bien d'état de langueur,
d'épuisement, d'influence débilitante tant morale que
physique, mais, même dans les extraits médicaux, il
n'est jamais question de somnolence. Aussi, bien que
les premières observations datent seulement du début
du xix⁰ siècle, on est en droit de supposer que la maladie existait déjà dans les régions avoisinant la côte
et n'a fait son apparition sur le littoral que vers cette
époque, ou bien, que guidés par l'intérêt et par crainte
de déprécier la vente des esclaves les négriers ont
gardé à son égard un sage silence.

Les deux hypothèses sont vraisemblables et peuvent
suffire à expliquer le peu d'observations relatées
jusque vers 1850.

En 1840, Clark, missionnaire anglais qui a habité la
côte de l'Or et le territoire de Sierra-Leone décrit sous
le nom de sleeping-dropsy une affection qui n'est
autre que la maladie du sommeil et qu'il a observée
chez les peuplades de cette région.

Vers la même époque, Bacon médecin au cap Mesu-
rado dans l'État de Libéria constate aussi la maladie
du sommeil dans ce pays ainsi que chez les tribus du
voisinage.

Quelques années plus tard, dans une étude sur les
maladies endémiques du golfe de Guinée, publiée en
1849, Daniell lui consacre quelques lignes.

Jusqu'à cette date, la maladie du sommeil n'a été
observée que par des médecins ou auteurs anglais qui

se sont simplement contentés de décrire très sommai-
rement ce qu'ils avaient vu.

Il nous faut arriver en 1860 pour trouver des travaux complets et des observations sérieuses dus la plupart aux médecins de la marine française détachés au
service de la côte d'Afrique et des Antilles.

C'est d'abord Dangaix qui en 1860 en a vu plusieurs
cas sur la partie de la côte d'Afrique s'étendant du
Gabon au Nord jusque vers Benguela au Sud, mais surtout au Congo.

L'année suivante (1861) Nicolas donne dans la ga-
zette hebdomadaire de l'époque une description inté-
ressante de la maladie ; vient ensuite Chassaniol qui
dans les Archives de médecine navale de 1863 cite le
cas d'un militaire originaire de Saint-Louis revenu
malade de la Casamance.

Puis Gaigneron (1864) et surtout Griffon du Bellay
qui soigna à l'hôpital flottant de la Caravane deux noirs
du Congo.

En 1868, Santelli relate l'observation d'un cas typique.

Nous arrivons au travail le plus important, nous
voulons parler de la thèse de Guérin, soutenue en 1869.

Guérin, médecin de la marine à la Martinique, a
observé pendant douze ans 148 cas de maladie du sommeil sur des immigrés africains.

Depuis jusqu'à nos jours, nous ne trouvons guère
qu'un travail intéressant fait par Corre, qui, en 1876,
a observé plusieurs malades à l'hospice civil de Saint-
Louis.

Pour être complet, nous devons citer quelques notes

de M. Ablart en 1882, et de M. Calmette en 1888, puis en 1891, un rapport de M. Mackenzie sur un cas qu'il a pu suivre à l'hôpital de Londres.

De nos jours, nombreux sont les médecins qui se sont occupés de la question, nous ne citerons ici que ceux dont les recherches ont élucidé l'étiologie et la pathogénie de l'affection, nous réservant de mentionner les autres dans le cours de ce travail.

Nous devons signaler en première ligne M. Dutton, qui en 1901 décrit sous le nom de fièvre à trypanosomes une maladie qu'il a observée en Gambie, et qui est causée par la présence d'un trypanosome dans le sang.

Cette affection envisagée d'abord comme une entité morbide devait en 1903, quelques mois après la découverte du trypanosome dans le liquide céphalo-rachidien par M. Castellani et, à la suite des recherches de MM. Bruce et Nabarro être rattachée à la maladie du sommeil.

Nous n'avons rencontré jusqu'ici que des observations concernant les noirs du littoral occidental ou les régions avoisinant la côte, mais à mesure que les explorateurs ont pénétré plus avant dans le cœur de l'Afrique et que certaines régions autrefois inconnues sont maintenant des colonies prospères ou des pays de protectorat, la maladie du sommeil n'est plus seulement observée sur les côtes, mais aussi dans l'intérieur des terres.

C'est pourquoi, les nations civilisées, émues des ravages causés par cette affection, ont envoyé des missions l'étudier dans les divers pays contaminés.

Les Italiens avec MM. Sambon et Castellani, les Anglais avec MM. Bruce et Nabarro ont porté leurs recherches dans l'Afrique orientale anglaise ; les Belges avec MM. Van Campenhout, Kuborn et Broden ont étudié la maladie du sommeil dans l'état indépendant du Congo ; les Portugais dont la mission était composée de MM. A. Bettencourt, Correia Mendes, Correia Pinto et J. Gomez de Rezende ont choisi pour leurs expériences l'île du Prince et la province d'Angola.

Les Français ont observé la maladie du sommeil dans le Congo où M. le Dr Brumpt a pu recueillir de nombreuses observations et faire plusieurs autopsies.

Il a ramené de Brazzaville trois nègres qui, hospitalisés à l'hôpital des Dames françaises d'Auteuil, spécialement réservé à la clinique des maladies exotiques lui ont permis ainsi qu'à M. le Dr Wurtz de faire d'importantes recherches dont les résultats n'ont pas encore été publiés mais qui ne pourront manquer d'être des plus intéressants.

D'après ce rapide exposé des régions où les diverses missions ont poursuivi leurs recherches et des localités où la maladie du sommeil a été observée, on peut se rendre compte qu'elle règne sur la côte occidentale d'Afrique depuis le Sénégal jusqu'à l'Afrique occidentale allemande, dans les terres on peut lui assigner comme limite extrême : au Nord une ligne qui relierait Tombouctou au lac Victoria-Nyanza en y comprenant la région des grands lacs, au Sud les possessions anglaises et allemandes.

Sur la côte orientale, elle paraît inconnue.

La maladie du sommeil est donc bien limitée, comme
nous le disions au début, aux populations du centre de

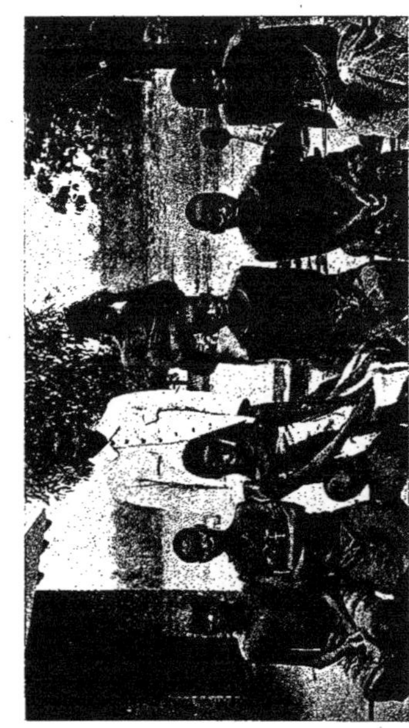

Fig. 1. — Un groupe de malades du sommeil à Brazzaville. (Cliché du D' Brumpt.)

l'Afrique où elle sévit avec une certaine intensité et
constitue un redoutable fléau.

Pour donner une idée des ravages qu'elle exerce sur les indigènes, nous citerons le passage d'un rapport de M. Van Campenhout qui dit : « que toute la rive gauche du Congo depuis l'embouchure du Kassaï (Berghes en avant, jusqu'à Bolobo en amont) est contaminée, la maladie y règne depuis de nombreuses années et a décimé les villages Botanguis. »

Il ajoute ensuite quelques renseignements des plus suggestifs que lui ont fournis les Révérends Pères de Berghes Sainte-Marie et dont voici un extrait :

« La colonie scolaire de Berghes a été fondée en 1890. L'État a confié aux missionnaires qui dirigent cette institution un total de 1 143 enfants et adolescents des deux sexes. Actuellement il en reste tout au plus 250 y compris les enfants en bas âge nés dans la colonie. »

Ceci se passe dans l'État indépendant du Congo.

Dans la province de Bugosa, 30 000 indigènes ont succombé en moins de 3 ans. Dans d'autres régions certains villages ont complètement disparu ou bien accusent une mortalité de 20 pour 100.

Sur les rives du lac Nyanza, M. Christy rapporte qu'au moment de sa visite à l'île Buvama, plus des deux tiers des habitants étaient déjà morts de cette affection et la moitié de la population restante était atteinte.

M. Brumpt cite sur les bords du Congo un village comprenant environ 3 000 pêcheurs Lolo il y a quelques années et où actuellement on pourrait à peine en trouver 300.

Nous nous en tiendrons à ces citations qui montrent bien que cette affection exerce ses ravages à la manière du choléra et de la peste et contre laquelle il est temps que les gouvernements prennent des mesures rigoureuses.

Pour se rendre compte de l'extension du fléau, il suffira de jeter un coup d'œil sur une carte de l'Afrique et l'on sera frappé de la marche envahissante de la maladie vers l'Est.

Ce n'est pas tout, on est en droit de se demander avec M. Sambon si d'ici peu, grâce aux moyens de communications possibles entre le lac Victoria-Nyanza et l'Équateur par la voie du Nil, le fléau ne va pas gagner le Nord de l'Afrique.

La côte orientale aussi ne restera probablement pas longtemps indemne, la ville de Mombassa, tête de ligne du chemin de fer reliant le lac Nyanza à la mer étant déjà atteinte.

La maladie du sommeil endémique sur une partie de la côte occidentale d'Afrique aura alors traversé le continent africain et se rencontrera sur une ligne ininterrompue allant de l'océan Atlantique jusqu'à l'océan Indien.

CHAPITRE II

ÉTIOLOGIE. — PATHOGÉNIE.

Nous allons rapidement passer en revue les diverses théories étiologiques qui ne concordent plus avec les données scientifiques actuelles pour étudier ensuite plus spécialement celles qui découlent des récentes découvertes.

Au début, les médecins qui eurent l'occasion d'observer la maladie du sommeil, frappés de sa coïncidence avec la scrofule, en avaient fait une forme de cette dernière affection, d'autres avaient invoqué comme cause l'insolation se développant chez des individus prédisposés grâce à certaines conditions favorables.

Clark, en 1848, dit : « les jeunes filles chez lesquelles les mois n'ont jamais paru ou ont été supprimés sont fréquemment atteintes de la maladie du sommeil ; à Sierra-Leone, j'en ai rencontré quelques cas chez des sujets des deux sexes pour avoir fumé du dicimbra ou chanvre indien. »

Il incrimine aussi la misère, l'encombrement et les fatigues excessives.

Guérin vient ensuite et, après avoir constaté la fréquence plus grande de la maladie chez les noirs les mieux alimentés, se croit en mesure de détruire cette croyance qui existe sur la côte d'Afrique que la maladie du sommeil aurait pour cause la disette et les privations d'aliments, pour lui « une des causes les plus fréquentes du sommeil chez les noirs est le chagrin, car il n'est pas rare de voir l'Africain abandonné par sa femme devenir triste, paresseux, insouciant et contracter cette terrible maladie. »

Certains observateurs, constatant l'ivresse presque quotidienne des habitants des régions contaminées avaient rapporté aux excès alcooliques l'origine de la maladie ; mais, fait observer Corre, qui ne nie pas l'influence néfaste de l'alcool, pourquoi les marabouts les plus fervents, qui s'astreignent à ne boire que de l'eau, ne sont-ils pas à l'abri du fléau ?

Pour ce dernier, l'hypnosie pourrait bien avoir une origine identique à la malaria.

Quelques médecins ont mis en cause l'habitude des plaisirs vénériens, mais alors comment expliquer les cas chez les enfants de tout âge ainsi que chez les vieillards ?

D'autres ont voulu en faire une intoxication semblable à l'ergotisme et causée par des substances alimentaires, c'est ainsi qu'on a accusé le manioc, or, en certains endroits où l'on en mange peu ou pas, la maladie du sommeil est commune, tandis que dans les centres où elle est rare et où les cas observés semblent avoir été importés, cette racine entre pour une grande part dans l'alimentation.

Toutes ces théories sont très ingénieuses, mais

n'ont pour la plupart qu'une valeur historique, car elles ne reposent que sur la simple observation de cas particuliers que l'on a voulu généraliser. Plus sérieuses sont celles qui, basées sur des recherches bactériologiques, ont vu le jour dans ces dernières années et ont tour à tour incriminé des parasites ou des bactéries.

En 1897, MM. Cagigal et Lepierre ont isolé du sang d'un nègre d'Angola atteint depuis 3 ans de la maladie du sommeil un bacille qu'ils croyaient spécifique, mais inoculé aux animaux, les résultats ont été négatifs comme l'ont montré MM. Brault et Lapin.

Un an plus tard M. Forbes trouve dans le sang de plusieurs malades l'embryon de *rhabdonema strongyloïdes* qu'il considère comme la cause de la maladie. D'après lui ce parasite traverserait la muqueuse de l'intestin, pénétrerait dans la circulation générale et serait ensuite retenu dans les vaisseaux de l'écorce cérébrale où il occasionnerait non pas des complications infectieuses ou toxiques, mais de simples désordres mécaniques ou circulatoires à la surface de la masse encéphalo-rachidienne.

M. Ferguson accuse aussi un parasite l'*ankylostoma duodenale* qu'il a trouvé fréquemment chez les malades de l'Ouganda.

M. Marchoux décrit comme agent pathogène le diplocoque de Frænkel qu'il a vu chez deux malades. A l'appui de son hypothèse, il cite des observations de malades atteints d'affections à pneumocoques avec tendance au sommeil.

M. Broden a pu isoler du sang et du liquide céphalo-rachidien des sujets qui avaient la maladie du sommeil un bacille droit, assez long, peu mobile, non agglutinable par le sang des malades, bacille qu'il a vu en état de sporulation.

Inoculé au chien et au singe, ce micro-organisme aurait reproduit les symptômes et les lésions observés chez les nègres ; ces expériences n'ont pas été confirmées.

En 1901, la commission portugaise, sous la direction de M. Bettencourt, dans tous les cas étudiés, a rencontré, aussi bien pendant la vie par ponction lombaire qu'au moment de l'autopsie, un diplo-streptocoque trouvé, en particulier, d'une façon constante dans les centres nerveux, siège des lésions dominantes et caractéristiques de l'hypnosie; ce microbe cultivé et inoculé a déterminé en l'espace de quelques jours la mort de lapins et de souris, mais sans les symptômes de la maladie.

Enfin, dans les cas non compliqués, M. Castellani a trouvé fréquemment un streptocoque dans le sang et le liquide cérébro-spinal, mais il le considère comme un agent d'infection secondaire préagonique.

Nous voici maintenant à la théorie qui a prévalu jusqu'en ces derniers temps, théorie d'après laquelle l'agent pathogène serait un embryon de filaire contenu dans le sang.

Sir Patrick Manson isola chez les nègres atteints de la maladie du sommeil une filaire qu'il avait rencontrée dans la circulation périphérique aussi bien le jour que la nuit et qu'il appela *filaria perstans*.

Remarquant la singulière correspondance qui paraissait exister entre la distribution de l'hypnosie et celle de la *filaria perstans* et le fait bien vérifié que la maladie peut se déclarer et le parasite rester en vie plusieurs années après que la malade a quitté la région contaminée, M. Manson émit l'hypothèse de la spécificité de ce parasite.

Des recherches dirigées dans ce sens semblaient confirmer la relation qui existe entre la distribution géographique de la filaire et celle de la maladie du sommeil; toutefois, certains observateurs ayant trouvé cette filaire dans le sang d'individus bien portants ou chez des malades ne présentant aucun des symptômes caractéristiques de l'hypnosie orientèrent leurs études vers une autre voie.

C'est ainsi qu'en mai dernier on apprit que M. Castellani avait découvert l'agent pathogène.

Dès le 12 novembre 1902, en examinant le liquide cérébro-spinal retiré par ponction lombaire, d'un cas bien net de maladie du sommeil, cet auteur avait remarqué des trypanosomes dans le liquide. Il fut surpris de cette découverte et se demanda aussitôt, si comme pour le nagana, chez les animaux, le trypanosome ne serait pas chez l'homme la cause de l'affection. Des investigations faites dans cet ordre d'idées vinrent bientôt à l'appui de son hypothèse.

Sur 34 cas de malades atteints d'hypnosie, chez lesquels il examina le liquide cérébro-spinal, il constata 20 fois la présence de trypanosomes, soit une proportion de 70 pour 100, il porta ensuite ses recherches sur

12 malades pris au hasard, dans aucun cas l'examen du liquide céphalo-rachidien ne montra de trypanosomes, et fait curieux à noter, c'est que sur ces 12 malades 3 étaient atteints de fièvre à trypanosomes, chez lesquels ces protozoaires se rencontraient dans le sang.

De ce que M. Castellani n'ait trouvé le trypanosome que dans la proportion de 70 pour 100, on serait mal fondé de prétendre qu'il n'existe pas dans les autres cas, un simple examen direct ne suffisant pas toujours à déceler la présence du parasite. Dans les cas négatifs à l'examen microscopique, il arrive souvent qu'une injection du liquide aux animaux donne des résultats positifs plus ou moins éloignés ou que dans la suite lorsque les parasites se trouvent en plus grand nombre, un second examen vienne corroborer le diagnostic.

En effet, MM. Bruce et Nabarro dont nous allons résumer brièvement les recherches et les expériences qu'ils ont consignées dans un rapport à la *Royal Society* de Londres sont arrivés, grâce à une technique plus précise, à déceler le trypanosome dans tous les cas de maladie du sommeil qu'ils ont observés.

Envoyés en mission dans l'Ouganda pour y étudier l'hypnosie, MM. Bruce et Nabarro y trouvèrent M. Castellani dont ils purent suivre les expériences.

Ce dernier leur fit part de ses découvertes, et en mai dernier, à son retour en Angleterre, les pria de continuer ses recherches.

MM. Bruce et Nabarro s'attachèrent d'abord à découvrir le trypanosome dans le liquide cérébro-spinal d'individus présentant les symptômes de la maladie du sommeil.

Sur 40 cas ils trouvèrent le parasite 40 fois. Comme contre-épreuve, ils examinèrent le liquide cérébro-spinal de malades atteints d'affections quelconques et sur 15 cas le trypanosome ne fut jamais observé.

Ils recherchèrent ensuite le trypanosome dans le sang de noirs chez lesquels ils avaient porté le diagnostic d'hypnosie; sur 16 examens, ils constatèrent 15 fois la présence du trypanosome.

Des investigations étaient faites à la même époque et dans le même sens dans le district de Kavirondo à Kisumu par M. Wigins qui, sur 53 préparations de liquide cérébro-spinal retiré par ponction lombaire obtint dans tous les cas sans exception des résultats positifs ou inversement chez des sujets atteints d'une maladie autre que la maladie du sommeil ne trouva jamais de trypanosomes dans le liquide céphalo-rachidien.

Enfin dans les examens du sang de cas de maladie du sommeil, il trouva aussi le trypanosome.

Pour compléter leurs recherches, MM. Bruce, Nabarro et Wigins examinèrent soit le liquide céphalo-rachidien, soit le sang d'indigènes bien portants, tant dans les régions contaminées que dans les contrées indemnes.

Dans les centres non atteints sur 117 examens ils ne trouvèrent pas un seul trypanosome pas plus dans le liquide cérébro-spinal, que dans le sang, tandis que dans les pays infectés sur 80 indigènes observés,

23 présentèrent le trypanosome dans le sang, soit une proportion de 28,7 pour 100.

Quelques mois plus tard, non plus dans l'Est, mais dans l'Ouest de l'Afrique équatoriale, au cours de la mission française, due à l'initiative de M. le Pr Blanchard, et dont M. Brumpt avait été chargé, ce dernier a eu l'occasion de voir 37 malades tant au Congo belge qu'au Congo français.

Il a pu en ponctionner 28 et dans 78 pour 100 des cas il a trouvé le trypanosome dans le liquide céphalo-rachidien.

Ces résultats, rapprochés de ceux obtenus par MM. Castellani, Bruce, Nabarro et Wigins ainsi que de leurs expériences sur les animaux que nous avons réservées pour le prochain chapitre démontrent bien que le trypanosome est l'agent spécifique de la maladie du sommeil.

Ce point acquis, il s'agissait de savoir si le trypanosome de la maladie du sommeil (*Trypanosoma Castellanii*, alias *T. Ugandense*) pouvait être identifié au *Trypanosoma gambiense* découvert en 1901 par Dutton dans la fièvre à trypanosomes, autrement dit si la maladie du sommeil et la fièvre à trypanosomes étaient une même maladie à des stades différents ou deux maladies distinctes.

Tout d'abord, en présence des différences morphologiques des deux trypanosomes et des symptômes sans analogie apparente des maladies dans lesquelles on les rencontrait, la question avait été résolue par la négative.

Le *trypanosoma gambiense* produisait en effet une maladie spéciale, décrite par M. Dutton, la fièvre à trypanosomes, caractérisée par de légers symptômes : des œdèmes fugaces, des érythèmes polymorphes et de la fièvre qu'on pouvait facilement confondre avec la fièvre du paludisme, mais sur l'évolution de laquelle la quinine n'avait aucune action.

La maladie du sommeil avait un tout autre aspect clinique.

D'ailleurs on n'avait encore observé que quelques rares cas de fièvre à trypanosomes et seulement chez des Européens.

Observation de M. Le Moal, médecin militaire en service à Brazzaville, qui en 1902 trouva des trypanosomes dans le sang d'un fonctionnaire colonial, puis deux observations de M. Manson en 1902 et celles de MM. Brumpt et Broden dans le Bas-Congo en 1903 et de M. Baker dans l'Ouganda. Ces observations semblaient différencier nettement les deux maladies, l'hypnosie n'ayant été jusqu'alors rencontrée que chez les noirs.

Toutefois, à mesure que les recherches se poursuivaient et que les observations s'accumulaient, les relations entre les deux maladies s'affirmaient de plus en plus et finalement on fut amené à identifier les deux trypanosomes et par conséquent les deux affections dont la fièvre à trypanosomes n'est que le stade prémonitoire et la maladie du sommeil le stade d'état.

Nous verrons en effet au chapitre suivant où nous avons réuni les diverses expériences que :

1° Chez tous les singes inoculés, soit dans la cavité crânienne, soit dans le canal médullaire, soit sous la peau, soit dans le sang, les trypanosomes, après un temps variable, se retrouvent toujours dans les différents liquides de l'organisme ;

2° Ces animaux peuvent présenter les symptômes de la maladie du sommeil, que ce soit le *T. gambiense* ou le *T. Castellanii* qui ait été inoculé ;

3° Le trypanosome *(T. Castellanii)* retiré du liquide céphalo-rachidien et injecté dans le sang, devient bientôt semblable à celui qu'on y rencontre, *T. gambiense.*

D'où l'on peut déduire que tant que le trypanosome est confiné dans le sang il donne lieu aux symptômes qui constituent la fièvre à trypanosomes, mais qu'aussitôt après son passage dans le liquide cérébro-spinal, on observe les symptômes de la maladie du sommeil.

Les légères différences morphologiques du parasite résultent vraisemblablement de son adaptation au milieu dans lequel il vit.

La clinique est venue confirmer ces données expérimentales. Tout récemment, M. Manson a signalé le cas d'une Européenne, femme d'un missionnaire du Haut-Congo, atteinte de fièvre à trypanosomes et chez qui se développa dans la suite le tableau clinique de l'hypnosie.

L'identité des deux trypanosomes nettement établie, ainsi que leur rôle pathogène, il s'agissait de trouver l'agent de transmission. La répartition géographique de la maladie devait faciliter les recherches.

Par analogie de la maladie du sommeil avec le nagana, il était naturel de mettre en cause la mouche tsé-tsé.

C'est ce que fit M. Brumpt qui, le premier, le 27 juin dernier, dans une note parue à la Société de Biologie, signala les relations étroites qui existent entre la distribution de la maladie du sommeil et celle de la mouche tsé-tsé et émit l'opinion qu'une mouche appartenant au genre *glossina* devait être incriminée.

Des documents recueillis au cours de la mission du Bourg de Bozas venaient à l'appui de son hypothèse.

Il avait constaté alors que la maladie du sommeil sévit dans les contrées envahies par la tsé-tsé et peut s'acclimater partout où cette mouche existe, tandis qu'elle ne se rencontre pas ou du moins n'a pu se propager dans les pays où la tsé-tsé est absente et où les cas relatés sont des cas importés et qu'on peut facilement expliquer par la longue durée de l'incubation.

Enfin, dans une même région, les villages situés au bord des rivières et des fleuves, où les mouches abondent sont les seuls éprouvés, de même que dans les villages éloignés des rivières, les indigènes, que leurs travaux obligent à séjourner au voisinage des cours d'eau, sont les seuls atteints.

A la même époque, M. Sambon émit pareille hypothèse que vinrent bientôt confirmer les recherches de la mission anglaise, auxquelles prirent part fonctionnaires et missionnaires ; de leur enquête, il résulta que la zone de distribution de la mouche tsé-tsé, *glossina palpalis,* se superpose exactement avec la zone où la maladie règne à l'état endémique.

Enfin, des expériences faites par la mission démontrèrent bien le rôle de la tsé-tsé.

Pendant plusieurs jours, un certain nombre de mouches furent prises aux environs d'Entebbes, région contaminée et introduites dans une cage où se trouvait un singe ; l'expérience dura du 13 au 27 mai, à cette date le sang de l'animal contenait des trypanosomes. D'autres mouches furent nourries sur des singes, huit, vingt-quatre et quarante-huit heures après avoir piqué des malades atteints de la maladie du sommeil. L'examen du sang de ces singes montra dans la suite des trypanosomes.

Nous sommes donc en droit de dire après les diverses expériences et recherches que nous avons signalées au cours de ce chapitre que le trypanosome est bien le parasite pathogène de la maladie du sommeil dont l'agent vecteur est la mouche tsé-tsé.

CHAPITRE III

MALADIE DU SOMMEIL EXPÉRIMENTALE CHEZ LE SINGE

Nous allons reproduire dans ce chapitre quelques-unes des expériences que nous avons invoquées dans les pages précédentes. Divers animaux ont été utilisés : singes, rats, chiens ; les observations les plus intéressantes sont celles des singes, toutes ont permis de constater le même résultat : la présence du trypanosome dans le sang et le liquide céphalo-rachidien ; quelques sujets ont même présenté les symptômes de l'affection.

Nous nous contenterons aussi de décrire deux cas typiques d'inoculation suivis de maladie de sommeil et nous donnerons un résumé très succinct de quelques autres pour montrer l'intervalle qui s'écoule entre l'inoculation et la date d'apparition du trypanosome.

Inoculation aux singes de liquide céphalo-rachidien prélevé sur malades atteints de maladie du sommeil.

EXPÉRIENCE DE M. BRUMPT (1)

Macacus cynomolgus acheté à Anvers et inoculé le 24 août

---

(1) Compte rendu des séances de la *Soc. de biol.*, 28 novembre 1903, t. LV, p. 1494.

au Congo avec un centimètre cube de liquide céphalo-rachidien centrifugé, riche en trypanosomes, dans le canal médullaire.

Le 28 *août*, l'examen du sang et du liquide céphalo-rachidien ayant été négatif, il est inoculé de nouveau dans le canal médullaire avec une nouvelle dose de liquide centrifugé. Le 13ᵉ jour après son inoculation, malgré des examens répétés, pas de trypanosomes.

L'animal est ramené en France.

Jusqu'au 3o septembre, l'état général du singe est resté satisfaisant ; il n'a jamais eu de fièvre.

3o *septembre*. — L'animal semble fatigué, il reste dans un coin de sa cage et mange de bon appétit, mais se déplace difficilement ; la contracture des pattes postérieures est très nette.

5 *octobre*. — En allant lui donner à manger, je m'aperçois qu'il dort dans une posture bizarre, je l'appelle ; il s'approche en titubant, pousse quelques cris plaintifs, puis s'endort avec ses pattes accrochées aux barreaux de la cage.

Les symptômes qu'il présente sont les suivants : température très basse, mon thermomètre ne marquant pas au-dessous de 35°, je n'ai pu la consigner ; le train postérieur est contracturé ainsi que les muscles de la nuque et les muscles du masséter qui se contractent spasmodiquement. Les réflexes sont exagérés ; pas de trépidation épileptoïde ni de signe de Kernig ; myœdème très marqué.

Son sommeil est assez léger, il se réveille facilement quand on l'appelle ; si on l'excite il montre ses dents, veut s'élancer pour mordre, mais en chemin ses paupières se ferment et il s'endort.

Dès qu'il se réveille, il pense à manger, et, comme il voit mes poches remplies de bananes et de provisions il se précipite en trébuchant, il mange avec appétit, mais s'endort à chaque bouchée, si on ne prend soin de le réveiller.

Comme il a une contracture des muscles masséter, je lui fais boire du lait concentré en interposant un morceau de bois entre ses mâchoires ; la déglutition se fait facilement.

Ayant eu la maladresse de glisser mon doigt à la place du

bois pendant que je le faisais boire, il me pince pendant un spasme, la contracture dura environ une minute ; je pus ensuite retirer facilement mon doigt endolori.

Les crises de sommeil sont très fréquentes et tout à fait caractéristiques ; il s'endort dans toutes les positions et ne se met pas toujours la tête entre les pattes comme font généralement les singes atteints d'autres maladies expérimentales ou spontanées.

Pendant la journée du 1er octobre, les symptômes n'ont fait que s'accentuer. Vers la fin de la journée, il entre dans le coma ; une ponction lombaire me fournit 1 centimètre cube et demi de liquide céphalo-rachidien. La température de mon animal est extrêmement basse, autant que j'ai pu en juger ; je l'estime inférieure à 25°.

A l'autopsie, les viscères n'ont rien d'anormal, le cerveau et la moelle ne présentent macroscopiquement aucune altération pathologique.

Depuis notre retour, nous avons pu constater la pullulation des *trypanosoma castellanii.*

L'examen histologique de la moelle (bulbe, moelle dorsale, queue de cheval), du cerveau et du cervelet ne m'a montré aucune infiltration leucocytaire, comme celle que l'on aperçoit si nettement sur la moelle des sujets morts de maladie du sommeil.

Cette expérience montre ce fait intéressant que, chez le singe, la maladie du sommeil a une marche aiguë et que les phénomènes de somnolence ou de contracture semblent dus plutôt à des phénomènes toxiques qu'à une altération méningée ou cérébrale.

Expérience I (1)

23 *mars.* — Injection sous-cutanée de 10 centimètres cubes.
11 *mai.* — 2e injection.

---

(1) Cette expérience et les suivantes sont traduites de l'anglais et résumées. Bruce et Nabarro. *Royal Society.* Reports of the sleeping sickness Commission, t. I.

28 *mai.* — Apparition des trypanosomes dans le sang, 17 jours après l'injection.

Expérience II

23 *mars.* — Injection sous-cutanée de 10 centimètres cubes.

21 *mai.* — Apparition des trypanosomes dans le sang, 29 jours après l'injection.

Expérience XXXIV

8 *avril.* — Injection dans le canal médullaire de 1 centimètre cube.

30 *avril.* — Apparition des trypanosomes dans le sang, 22 jours après l'injection.

Expérience LIV

9 *avril.* — Injection dans la cavité de l'arachnoïde de 1 centimètre cube.

30 *avril.* — Apparition des trypanosomes dans le sang, 21 jours après l'injection.

Expérience XCVIII

14 *mai.* — Injection dans la cavité de l'arachnoïde de 1 centimètre cube.

29 *mai.* — Apparition des trypanosomes dans le sang, 15 jours après l'injection.

Inoculation aux singes de sang prélevé sur malades atteints de fièvre à trypanosomes.

Expérience LX

15 *avril.* — Injection sous-cutanée de 2 centimètres cubes de sang.

7 *mai.* — 22 jours après l'injection, apparition des trypanosomes dans le sang.

14 *mai*. — Parasites très nombreux.

2 *juillet*. — Apparition des premiers symptômes.

15 *juillet*. — Pendant ces 15 derniers jours, le singe a présenté tous les symptômes de la maladie du sommeil.

Il était continuellement assis, la tête basse, évidemment endormi. Il a maigri, sa face est bouffie et cyanosée.

Autopsie. — L'autopsie est faite immédiatement après la mort, le 15 *juillet*.

Corps très amaigri. Ganglions axillaires et inguinaux hypertrophiés.

Pas d'épanchement dans les séreuses.

Pas de signes de tuberculose.

Le cerveau présente des lésions absolument semblables à celles que l'on rencontre chez l'homme. Circonvolutions aplaties, vaisseaux superficiels injectés ; liquide céphalo-rachidien plus abondant qu'à l'état normal.

Le liquide contenu dans le ventricule latéral renferme des trypanosomes.

Cœur normal. Trypanosomes nombreux dans le sang et vivants, beaucoup présentent des formes particulières rarement observées.

Foie, rate, reins congestionnés. Intestin normal.

Cette expérience est des plus intéressantes.

En effet, ce singe a présenté pendant la vie les symptômes de la maladie du sommeil et à l'autopsie son cerveau présentait les lésions caractéristiques de l'affection.

Aucun autre organe n'était atteint.

Les trypanosomes, bien que provenant d'un cas de fièvre à trypanosomes, ont causé les symptômes de la maladie du sommeil et, bien qu'injectés sous la peau, ils ont passé dans le liquide céphalo-rachidien.

EXPÉRIENCE LXI

28 *avril*. — Injection dans le canal médullaire de 2 centimètres cubes.

7 *mai*. — Apparition des trypanosomes dans le sang, 9 jours après l'injection.

Expérience LVI

28 *avril*. — Injection dans le canal médullaire de 2 centimètres cubes.

6 *mai*. — Apparition des trypanosomes dans le sang, 8 jours après l'injection.

Expérience LVIII

21 *avril*. — Injection sous-cutanée de 3 centimètres cubes.

30 *avril*. — Apparition des trypanosomes dans le sang, 9 jours après l'injection.

Expérience LX

15 *avril*. — Injection sous-cutanée de 2 centimètres cubes.

7 *mai*. — Apparition des trypanosomes dans le sang, 22 jours après l'injection.

Expérience XXXII

3 *avril*. — Injection sous-cutanée d'un demi-centimètre cube.

23 *avril*. — Apparition des trypanosomes dans le sang, 20 jours après l'injection.

Nota. — Ces diverses expériences ont porté sur des singes que MM. Bruce et Nabarro désignent sous le nom de variétés à face pâle et à face noire.

CHAPITRE IV

DESCRIPTION DU TRYPANOSOME ET DE LA MOUCHE

Les trypanosomes sont des protozoaires flagellés plus ou moins fusiformes, sans cils vibratiles, munis latéralement d'une membrane ondulante et d'un flagellum qui leur permettent de se mouvoir avec rapidité.

Depuis Gruby qui les a découverts en 1843 dans le sang des grenouilles adultes et vivantes, on en a rencontré dans toutes les classes des vertébrés.

Quelques-uns d'entre eux ont une action nettement pathogène pour les animaux domestiques, chez lesquels ils déterminent diverses maladies.

Tels sont le *trypanosoma Brucei* du nagana, le *T. Evansi* du surra de l'Inde, le *T. equinum* du mal de Caderas du Sud-Amérique et le *T. de la dourine* ou maladie des reproducteurs des équidés signalé par Rouget. Ces différentes espèces sont très voisines, aussi s'est-on demandé si l'on n'avait pas affaire à une seule maladie présentant simplement certaines variations dans son évolution et sa symptomatologie, ces variations pouvant être le résultat de réactions spéciales à chaque organisme (bœuf, cheval, etc.) et les différences morphologiques de l'agent pathogène, résultant du milieu dans lequel il vit, comme on l'a démontré expérimentalement pour le parasite de la maladie du sommeil. En effet, l'identité du *trypanosoma Castellanii* et du *T. gambiense* ne fait maintenant plus de doute, mais leur aspect ainsi que les symptômes qu'ils occasionnent varient, suivant qu'on les rencontre dans le sang ou le liquide cérébro-spinal.

Pour les trypanosomes des animaux, voici les conclusions de MM. Laveran et Mesnil... « En résumé, le nagana, le surra et le mal de Caderas sont des maladies évidemment très voisines, mais qu'il n'est pas possible de réunir sous un même nom. Quant à la dourine, il semble bien démontré qu'elle constitue une espèce à part. »

Description de trypanosoma Castellanii (1).

Le *T. Castellanii* ne présente dans sa forme ainsi que dans sa constitution rien de bien particulier.

C'est une cellule allongée, fusiforme de 16 à 24 µ de long sur 2 à 2,5 µ de large. L'une de ses extrémités, l'antérieure est terminée par un flagellum, l'autre est tantôt effilée, tantôt devient brusquement conique.

Le protoplasma n'a pas une structure homogène, mais plutôt alvéolaire ressemblant à celle décrite par Plimmer et Bradford dans le *T. Brucei*.

Le noyau de dimensions variables, mais à grand

____

(1) D'après M. Castellani.

diamètre transversal est situé dans la moitié postérieure.

L'on rencontre aussi une vacuole assez grande, et
généralement, en dehors d'elle, tout près de l'extrémité
postérieure un centrosome ou micro-noyau, suivant les

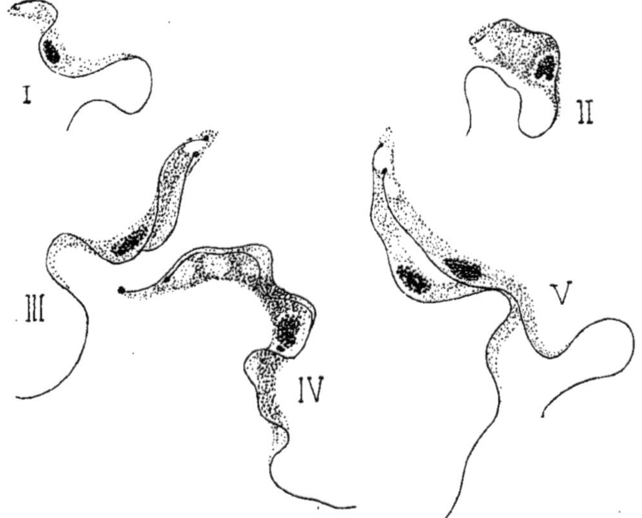

Fig. 2. — Trypanosoma Castellanii, d'après Castellani. — I, forme typique adulte;
II, une des formes atypiques; III, IV, V, tryp. en voie de division.

auteurs. Latéralement on remarque une membrane ondulante dont le bord externe épaissi constitue le flagellum.
Celui-ci a son origine apparente dans le centrosome,
puis, arrivé à l'extrémité antérieure, il devient libre pour
former la partie qui seule mérite le nom de flagellum
et est plus longue que chez les autres trypanosomes.

Ces détails sont très apparents si l'on emploie la
méthode de coloration de Romanowsky modifiée par
Leischmann.

Le noyau, le centrosome et le flagellum sont alors
fortement colorés en rouge, le protoplasma en bleu ;
quant à la membrane ondulante, elle reste incolore. On
aperçoit dans le protoplasma des grains chromatiques.

Dans des préparations fraîches, on peut voir remuer
les trypanosomes un temps assez long. Dans le sang
entouré de vaseline ils vivent de 4 à 6 heures, dans le
liquide cérébro-spinal de 15 à 18 heures, mais au bout
de ce laps de temps leur nombre a beaucoup diminué
et les mouvements de ceux qui restent deviennent de
plus en plus lents. Les variations de température ne
semblent pas avoir une influence bien grande sur leur
vitalité.

Observés dans ces conditions on peut les voir au
début animés de mouvements ondulatoires et en vrille
extrêmement rapides au milieu des globules qu'ils
balayent sur leur passage.

M. Castellani a remarqué qu'ils progressent constam-
ment avec l'extrémité conique en avant contrairement
aux autres trypanosomes.

M. Dutton avait vu que le *T. gambiense* semblable
en cela aux autres trypanosomes se meut avec le flagellum en avant, sauf quand il rencontre un obstacle insur-
montable, dans ce cas seul il revenait en arrière, l'extrémité conique la première. Fréquemment on en voit
un qui s'arrête près d'un leucocyte qui l'englobe aussitôt
progressivement. D'autres fois après avoir ralenti ses
mouvements, il disparaît subitement comme s'il avait
été dissout dans le liquide.

A côté de ces formes typiques qui sont les plus

nombreuses, on en trouve d'autres plus rares dont le corps est plus ou moins allongé, plus épais, l'extrémité plus arrondie et le fouet plus court dans sa portion libre. La vacuole occupe aussi un plus grand espace, le protoplasma se colore moins bien et autour du centrosome se groupent des grains de chromatine. Ces formes se rencontrent aussi bien dans le sang que dans le liquide cérébro-spinal.

M. Castellani pense que ces formes atypiques représentent une des phases préparatoires de la division longitudinale dont on peut voir le début dans quelques préparations.

Certains trypanosomes présentent deux fouets nettement distincts.

D'après M. Castellani la division commence vraisemblablement dans le centrosome pour se continuer dans le flagellum avant qu'aucune manifestation apparente ne se montre du côté du noyau et du protoplasma. Tel est le mode habituel de reproduction de ces protozoaires, mais ce mode ne semble pas être le seul.

On sait d'ailleurs que les flagellés peuvent se reproduire par sporulation ; c'est peut-être à ce mode que correspondent les formes arrondies amiboïdes de Plimmer-Bradford et les corps de Rabinowitsh-Kempner.

Pour terminer cette étude, nous croyons utile de signaler l'agglutination du *trypanosoma Castellanii* et nous ne pouvons mieux faire que de reproduire à ce sujet la note préliminaire de MM. Brumpt et Wurtz à la *Société de Biologie*.

« MM. Laveran et Mesnil ont, les premiers, attiré l'attention sur les phénomènes d'agglutination du trypanosome du rat sous différentes influences.

Nous avons constaté que le trypanosome de la maladie du sommeil possède la même propriété à un degré marqué.

Voici comment on le constate :

Le sang d'un singe atteint de maladie du sommeil expérimentale, sang très riche en trypanosomes, est mélangé à volume égal avec une solution de citrate de potasse.

En examinant une goutte de ce mélange en goutte pendante, on ne tarde pas à voir tous les trypanosomes de la préparation s'agglutiner spontanément en boules volumineuses hérissées de flagelles à la phériphérie et ressemblant absolument à une pelote de petites anguilles.

Les globules sanguins ne s'agglutinent pas si l'on ajoute à une goutte de ce même sang un volume égal de sérum du sang d'un malade du sommeil, on observe une agglutination encore plus rapide des trypanosomes, bientôt suivie d'une agglomération des globules sanguins du singe.

Ce même phénomène se produit, bien que plus lentement, avec le sérum de cheval, de chien, de bœuf et d'homme (trois cas de différentes maladies).

Si l'on ajoute une goutte de formol pour tuer les parasites, les phénomènes d'agglutination des trypanosomes et des globules ne se produisent plus aussi rapidement. En ajoutant à ce sang formolé du sérum d'individu atteint de la maladie du sommeil, on observe une agglutination des globules rouges, et une agglomération très légère et fugacé des trypanosomes. Vingt-quatre heures plus tard tous les trypanosomes sont agglutinés dans les deux préparations, mais les globules sanguins de la seconde goutte sont seuls réunis en amas » (*Soc. de Biol.*, 5 déc. 1903).

Description de glossina palpalis (1).

Cette mouche, très répandue dans toute l'Afrique centrale, où on la désigne sous le nom générique de tsé-tsé, a été observée par les différents auteurs qui se sont occupés de la maladie du sommeil. Elle appartient au genre *glossina* et à l'espèce *palpalis* dont nous allons donner rapidement les caractères.

Synonymie : *Nemorrhina palpalis*, Robineau-Desvoidy, 1830. *Stomoxy longipalpis*, Walker, 1849. *Glossina tachinoïdes*, Westwood, 1852. *Glossina longipalpis*, Walker, 1873. *Glossina ventricosa*, Bigot, 1885. *Glossina longipalpis*, Bigot, 1885. *Glossina longipalpis*, Austen, 1899.

Longueur 8 à 9 1/2 millimètres, ne comprend ni trompe ni palpes.

Longueur d'ailes 8 à 9 1/4 millimètres.

Longueur de tête 2 1/2 à 2 3/4 millimètres.

Sa taille est un peu supérieure à celle de la mouche domestique.

Trompe grêle plus longue que la tête, couleur brun

---

(1) D'après M. Austen.

foncé, thorax en général plus clair avec taches triangulaires brun foncé sur fond grisâtre. Abdomen brun pourvu d'une ébauche de ligne médiane longitudinale plus pâle avec marques latérales triangulaires brun jaunâtre. Pattes de couleur chamois, cuisses brun foncé, derniers articles du tarse jaunâtre.

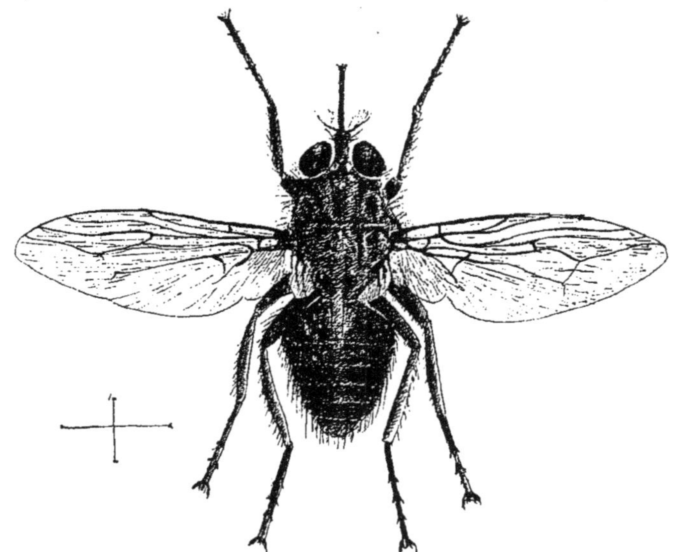

Fɪɢ. 3. — Mouche tsé-tsé, glossina palpalis (d'après Austen). — (La croix à gauche de la figure donne la dimension de la mouche réduite d'un quart).

Habitat. — La *glossina palpalis* se rencontre dans les mêmes régions que la maladie du sommeil où elle est surtout abondante le long des fleuves, au bord des lacs, des mares et en général dans tous les endroits frais et humides.

D'après M. Austen on la voit toujours près des cours d'eau où elle aime à se poser sur les pierres qui émergent de l'eau. Son vol est extrêmement léger ; à jeun elle est remarquablement active et très difficile à attraper ; gorgée de sang, son abdomen est distendu, ce qui l'alourdit considérablement.

Dans le jour, si on la poursuit, elle revient avec persistance au même endroit ; la nuit elle se repose soit sur la terre ou sur les branches des buissons et des petits arbres.

Reproduction. — L'insecte pond une larve presque aussi grande que l'abdomen de la mère, cette larve est pourvue d'un capuchon noir à l'une de ses extrémités et de deux petites saillies à l'autre. Elle est annelée et formée de dix segments.

Dès qu'elle est née la larve se remue activement, au bout de deux ou trois jours elle se transforme en nymphe et six semaines plus tard environ, a lieu l'éclosion.

D'après M. Brumpt la tsé-tsé pondrait ses larves dans les matières fécales de l'éléphant, de l'hippopotame, etc., ou dans la terre humide riche en humus.

La glossina palpalis se nourrit sur l'homme à défaut d'animaux sauvages ou domestiques ; elle se montre particulièrement entreprenante au moment de la journée où la température est le plus élevée, la nuit elle ne piquerait en général pas et l'on pourrait alors passer sans danger à côté d'elle.

Moment où la tsé-tsé est dangereuse. — Des mouches prises au hasard dans une région contaminée ne transmettent la maladie que pendant les deux premiers jours, de même une mouche que l'on aura nourrie sur un individu atteint de la maladie du sommeil ne sera plus à craindre au bout de 48 heures.

On peut donc considérer comme inoffensives des mouches qui ont jeûné pendant cinq ou six jours, et comme dangereuses celles qui piquent durant cet intervalle.

Le mode de propagation du parasite de la maladie du sommeil ne ressemble donc en rien comme on aurait pu le supposer à celui de la malaria et *la glossina palpalis* ne sert qu'à inoculer le trypanosome, ce dernier ne se développant pas chez un hôte intermédiaire comme l'hématozoaire de Laveran.

CHAPITRE V

OBSERVATIONS (1)

Observations de maladie du sommeil.

OBSERVATION I (BRUCE ET NABARRO) (2).

Budara, âgé de 22 ans, garçon de cuisine, entre à l'hôpital le 26 février 1902, se plaint d'une grande faiblesse et dit qu'il est souffrant depuis un mois environ.

A l'examen on constate du tremblement de la langue et des mains.

8 *avril.* — Le malade est très amaigri, ses mouvements sont lents, sa face est dépourvue d'expression.

Pas d'œdème, la couleur des muqueuses est normale ; pas d'éruptions cutanées.

Troubles sensitivo-moteurs. — Intelligence affaiblie, parole lente et distincte.

La vision est normale. Tremblement très marqué de la langue, presque imperceptible aux mains.

Pas de réflexe du genou.

Tube digestif. — Langue humide et saburrale. Lèvres sèches. *Foie et rate.* Hypertrophiés.

Cœur. — Bruits faibles, mais normaux.

Pouls. — 70 pulsations. Tension faible. Régulier, dépressible.

Poumons et reins. — Normaux.

---

(1) Toutes les observations sont traduites de l'anglais.

(2) *Royal Society.* Reports of the sleeping sickness Commission, tome I, Cas 23.

Peau. — Écailleuse aux jambes et aux avant-bras.

Autopsie. — *Cerveau.* — Circonvolutions aplaties, avec excès de liquide céphalo-rachidien, ventricules distendus. Rien d'autre d'anormal à l'œil.

Observation II (Low et Castellani) (1)

Tounionza, âgée de 26 ans, entre à l'hôpital le 18 juillet 1902.

Un membre de sa famille est mort à l'hôpital de la maladie du sommeil, les autres sont bien portants.

Aucun renseignement sur ses antécédents personnels.

État de la malade à l'entrée.

Peu intelligente, d'aspect idiot, ne répond pas aux questions qu'on lui pose ; sa parole est lente, hésitante.

Pas de sommeil bien marqué. Très amaigrie.

Troubles moteurs. — Léger tremblement de la langue, des bras et des mains, plus accentué aux muscles du cou.

Force musculaire diminuée, légère incoordination, démarche lente.

Réflexes du genou exagérés, plus à droite qu'à gauche.

Peau. — Gale, éruption généralisée.

Poumons. — Rien à signaler. 18 par minute.

Cœur. — Bruits affaiblis.

Pouls. — 86 par minute, régulier, basse tension.

Tube digestif. — Rate sensible.

Urines. — Pas d'albumine, ni de sucre, ni de sang.

1ᵉʳ *août.* — La malade ne va pas mieux, très fatiguée, urine au lit.

5. — Légère amélioration, mais toujours fatiguée. L'aspect de sa physionomie n'a pas changé.

Sous l'influence du soufre et de la propreté l'éruption a bien diminué.

____

(1) *Royal Society.* Reports of the sleeping sickness Commission, tome II, Cas 4.

Réflexes rotuliens exagérés des deux côtés.

A cessé d'uriner au lit depuis hier.

13. — On donne 5 grammes de quinine et du sulfate de magnésie deux fois par jour.

L'éruption s'améliore. La malade va mieux, s'alimente bien et se lève tous les jours.

18. — Même état.

25. — Beaucoup plus mal. Déprimée, apathique, ne se lève pas. Le tremblement augmente, les réflexes rotuliens sont toujours exagérés, surtout à droite.

26. — Pas de changements.

28. — Un peu mieux.

30. — Même état.

2 *septembre*. — Le mieux persiste, la malade peut se lever.

8. — Même état, médication suspendue.

11. — Tremblement de la langue et des bras bien accentué. La malade sort tous les jours ; elle maigrit.

18. — De nouveau très fatiguée.

Ne peut se lever. Urine au lit.

L'éruption a disparu.

23. — Paraît aller un peu mieux, cependant elle garde le lit. Température au-dessous de la normale. Réflexes encore exagérés.

24. — Très déprimée. Le tremblement de la langue et des mains a augmenté.

Physionomie mauvaise.

25. — Même état. Extrémités refroidies.

27. — Dans une demi-conscience, ne dort pas. Soutenue par des stimulants.

28. — Beaucoup plus mal. Des mucosités s'écoulent de la bouche et du nez.

Réflexes présents, mais très diminués.

Pouls filiforme.

Hyperesthésie cutanée exagérée. Lorsqu'on la touche, elle pousse des cris.

29. — Coma, très amaigrie. Température très basse.

3o. — 8 heures du matin, coma. Les yeux grands ouverts. Les réflexes persistent encore. Odeur cadavérique. 6 heures du soir, mort.

Autopsie. — L'autopsie a été faite le 1ᵉʳ octobre à 8 heures du matin.

Le corps est entièrement émacié et couvert de taches pigmentaires, pas d'éruption.

Péricarde. — Pas de liquide.

Cœur. — Petit, mou, pas d'endocardite. Aorte saine.

Poumons. — Pas de liquide dans la plèvre.

Droit. — Un peu d'œdème à la base.

Gauche. — Œdème et congestion de la base.

Péritoine. — Pas de liquide.

Foie. — Légères adhérences au diaphragme.

Rate. — Grosse, capsule couleur ardoise.

La rate et le foie présentent pigmentation de malaria.

Reins. — Normaux.

Estomac. — Normal.

Intestin. — Jéjunum rempli d'ankylostomes.

Dans le rectum, de petites ulcérations au niveau desquelles sont accrochées un grand nombre de bilharzies.

L'examen des matières fécales après la mort montre des œufs d'ascaris, d'ankylostomes, d'oxiures et de bilharzies.

Utérus. — Sain.

Vagin. — Traces anciennes d'inflammation près de la vulve.

Système lymphatique. — Hypertrophie ganglionnaire généralisée.

Cerveau. — Quelques vaisseaux de la dure-mère congestionnés. Pas d'excès de liquide. Pas d'adhérences. Rien à noter à la coupe.

Les ventricules ne sont pas dilatés et contiennent un peu de liquide.

Examen histologique. — Pigments de malaria en abondance dans le foie et la rate. Infiltration des méninges.

Observation III (Bruce et Nabarro) (1)

Kagoya, âgée de 20 ans, entre à l'hôpital le 6 novembre 1902.

Prétend qu'une de ses sœurs est morte de la maladie du sommeil.

27 *mars* 1903. — Léger tremblement de la langue, troubles de la parole ; faiblesse générale.

7 *avril*. — S'alimente bien. Se tient debout avec la plus grande difficulté et est incapable de marcher seule.

Elle paraît intelligente, mais sa physionomie est triste et sans expression, les yeux sont grands ouverts.

Ganglions du cou et de l'aine hypertrophiés.

Se plaint de douleurs dans les extrémités inférieures.

Pas d'œdème, couleur des muqueuses normale.

Peau. — Petites lésions ulcérées sur le cou, le bras droit et le dos.

Système nerveux. — Intelligence et mémoire conservées. Dort toute la nuit et une bonne partie de la journée. Sa parole est lente, saccadée, tremblante et ressemble à celle d'un enfant qui pleure.

Tremblement marqué de la langue, n'existe ni aux lèvres, ni aux mains.

Hyperesthésie. Sens musculaire normal.

Réflexe du genou diminué.

Appétit assez bon ; langue humide, saburrale, conserve l'empreinte des dents.

Cœur. — Bruits faibles et réguliers. Pouls, 100 à 120.

Poumons. — Normaux.

20 *avril*. — Le tremblement de la langue augmente.

----

(1) *Royal Society*. Reports of the sleeping sickness Commission, t. IV. cas 28.

6 *mai*. — Reste au lit depuis le mois dernier en position léthargique.

28 *mai*. — S'alimente encore bien, mais la faiblesse augmente. Peut s'asseoir sur son lit.

5 *juin*. — Son état empire. Elle perd connaissance ; sa respiration devient stertoreuse. Elle meurt à 7 heures du soir.

Autopsie. — L'autopsie a été faite le 6 juin, 14 heures après la mort.

Raideur cadavérique. Pas d'éruption cutanée. Ganglions superficiels légèrement hypertrophiés.

Cerveau. — Dure-mère épaissie à droite de la scissure interhémisphérique, en ce point les vaisseaux sont dilatés.

Aplatissement des circonvolutions.

A la coupe. le cerveau paraît congestionné, quelques vaisseaux sont thrombosés.

Le liquide céphalo-rachidien, plus abondant qu'à l'état normal, renferme des trypanosomes.

Ouverture du corps par le procédé habituel.

Épaisse couche de tissu graisseux sous-cutané sur toute la surface du corps.

Pas d'épanchement dans les séreuses.

Cœur. — Gros, graisseux, surtout le ventricule droit. Pas de lésions valvulaires.

Tissu musculaire normal.

Poumon gauche. — Lobe inférieur légèrement congestionné.

Poumon droit. — Congestion légère au sommet. Intense à la base.

Les ganglions du médiastin et bronchiques ne sont pas engorgés.

Rate. — Tissu ferme. Pas de pigmentation.

Foie. — Légères adhérences au diaphragme.

Intestin. — Normal. Le mésentère est surchargé de graisse. Les ganglions ne sont pas engorgés.

Observations de fièvre à trypanosomes suivie de maladie du sommeil.

Observation IV (Bruce et Nabarro) (1)

Karala Barigi, policeman, entre à l'hôpital le 10 mars.

A ressenti les premiers symptômes de la maladie il y a environ 6 mois à Entebbes.

État actuel. — Température élevée. Pouls 120.

Cœur. — Normal.

Maux de tête. Parole lente.

Langue humide et épaisse.

Quelques petits ganglions de la grosseur d'un pois sous l'aisselle et à l'aine.

Diagnostic. — Fièvre à trypanosomes.

Quelques jours après, la température tombe à la normale. Le malade ne ressent plus rien et le 24 avril reprend son service jusqu'à fin juillet.

A cette époque la fièvre reparaît et le malade rentre à l'hôpital pour la seconde fois.

L'examen du sang et du liquide céphalo-rachidien pratiqué pendant son premier séjour à l'hôpital n'avait révélé des trypanosomes que dans le sang ; on en trouve maintenant dans le liquide céphalo-rachidien, ce qui correspond bien à cette nouvelle élévation de la température. Celle-ci va d'ailleurs revêtir la courbe typique de la maladie du sommeil, mais c'est le seul symptôme que l'on observe.

On constate aussi la présence de filaires dans le sang.

____

(1) *Royal Society.* Reports of the sleeping sickness Commission, t. IV, cas 31.

Observation V (Bruce et Nabarro) (1)

Gordien Murjan, âgé de 35 ans, prisonnier, admis à l'hôpital le 31 mars 1903.

État général bon, pas d'œdème, pas de ganglions hypertrophiés, pas de tremblements, pas de troubles dans la parole.

Température, 38°,3. Pouls, 144.

A son entrée on trouve des trypanosomes dans le sang, mais non dans le liquide céphalo-rachidien.

Le 24 juin on constate la présence des trypanosomes dans le liquide céphalo-rachidien, le malade ne présente encore aucun des symptômes de la maladie du sommeil qui ne pourra manquer de faire suite à la fièvre à trypanosomes.

Observation de fièvre à trypanosomes.

Observation VI (Dutton) (2).

H. K..., Anglais, âgé de 42 ans, employé du gouvernement. Navigue depuis 6 ans en qualité de maître de bateau sur la rivière de Gambie.

Antécédents personnels : a eu la malaria.

En mai 1901, à la suite de fatigues excessives, il entre à l'hôpital de Bathurst où il est examiné par le Dr Forde, qui porte le diagnostic de fièvre paludéenne, mais ce diagnostic dut être abandonné, l'administration de la quinine n'ayant pas modifié la courbe de la température.

A l'examen du sang, le Dr Forde aperçut des corps particuliers en forme de vers.

---

(1) *Royal Society.* Reports of the sleeping sickness Commission, t. IV, case 64.

(2) Report of the trypanosomiasis Expedition to Senegambia, 1902.

Symptômes. — A ce moment, K... présente sur toute la surface du corps des plaques irrégulières d'érythème disparaissant par la pression.

Il a de l'œdème bien marqué des paupières, ainsi qu'au niveau des malléoles.

Respiration. — 20 à 30 à la minute, avec accélérations indépendantes de la température.

Pouls. — Fort et régulier, bat entre 70 et 120, en discordance avec la température.

Température. — A type intermittent, avec des intervalles de 2 ou 3 jours pendant lesquels elle est à peu près normale. Les antithermiques n'ont aucune action.

Appétit mauvais, bien que suralimenté avec des liquides, le malade maigrit et s'anémie.

Après un séjour de trois semaines à l'hôpital, K... est renvoyé en Angleterre. Il arrive à Liverpool très affaibli, son état général est mauvais. Après quelques jours de repos chez lui, il rentre le 12 août à l'Hôpital Royal du Sud, dans le service du Dr Macalister.

Il ne se plaint alors que d'une faiblesse générale et de légers maux de tête.

Son appétit est conservé, sa langue est saburrale, il est constipé, pas de nausées.

Température. — A son entrée à peu près normale.

Pendant les quatorze jours qu'il reste à l'hôpital, on observe trois légères ascensions de la température qui monte à 38°,3, 38°,8 en quelques heures, et tombe rapidement à la normale. Les poussées sont séparées par des intervalles de trois jours pendant lesquels le malade est absolument apyrétique.

Dans le sang on ne trouve pas d'hématozoaires de Laveran.

Pouls. — Au début 120, régulier, tombe ensuite à 92, basse tension.

Cœur. — Normal, bruits affaiblis.

Respiration. — 32 puis 20. Dyspnée d'effort, rien à l'auscultation.

Le pouls et la respiration sont plus accélérés qu'à Bathurst

Foie. — Légèrement augmenté de volume.

Rate. — Normale.

Urines. — Normales.

Réflexes. — Normaux.

Sensibilité. — Normale.

Après sa sortie de l'hôpital, K... reste encore quelques semaines en Angleterre.

Il retourne à Bathurst en décembre 1901.

Pendant le voyage, il est atteint d'une pneumonie assez grave, dont il n'est pas tout à fait remis à son arrivée en Gambie, il est très maigre et fatigué.

Le 18 *décembre*, les Dʳˢ Forde et Dutton l'examinent et constatent une perte de poids très marquée et une grande faiblesse.

Le malade ne peut faire la moindre sortie sans être fatigué.

Il ne tousse pas, mais a de la dyspnée.

Respiration. — 34.

Température. — 38°.

Pouls. — 96.

K... ne peut définir ce qu'il ressent, pas de douleurs d'aucune sorte.

Il n'a pas d'appétit, de temps en temps légère somnolence.

Sa physionomie, qui a frappé ses amis, attire aussi l'attention des médecins. La face est congestionnée et bouffie, surtout les paupières inférieures. Les yeux sont cernés.

Sur le corps, les téguments sont cyanosés, particulièrement à la poitrine et aux cuisses.

La pression avec le doigt détermine dans ces régions une tache blanche, longue à disparaître.

La poitrine est globuleuse, léger emphysème.

Pendant son séjour à l'hôpital, la respiration varie de 20 à 25.

Le pouls est fréquent, jamais au-dessous de 90, même quand la température est peu élevée.

L'appétit est bon, pas de diarrhée, pas de douleurs à la pression abdominale.

Le foie déborde les fausses côtes, la rate est légèrement augmentée de volume.

Urines à peu près normales, colorées, pas d'albumine, quelques phosphates.

Système nerveux. — Rien à signaler.

Pas d'*engorgement* ganglionnaire.

Pendant les quelques semaines qu'il reste à l'hôpital, on observe les mêmes poussées de fièvre qu'en Angleterre, avec des intervalles de 3 ou 4 jours, durant lesquels la température est normale.

Le 16 *décembre*, K... avait eu un saignement de nez.

Pendant ces quelques jours il n'est pas resté au lit et a pu faire quelques courtes promenades.

Le 26 *décembre*, K... est envoyé à Cap Saint-Mary, situé à sept milles de Bathurst, au bord de la mer ; là, il va rapidement mieux, cependant il est encore faible, a de l'œdème des malléoles et sa température monte de temps en temps aux environs de 38°.

Pendant cette période, le Dr Dutton examina le sang et put déterminer la vraie nature du parasite (*T. gambiense*), il remarqua que, durant les accès de fièvre, les trypanosomes étaient beaucoup plus nombreux que dans les intervalles, on les rencontrait alors difficilement.

Quelques mois plus tard, K... est renvoyé en Angleterre, où il débarque le 25 juillet 1902.

A cette époque, voici les symptômes que constata le Dr Dutton.

Amaigrissement, faiblesse dans les jambes. Œdème des paupières, du nez, des malléoles.

Sur la peau de la poitrine, du dos, des cuisses et des bras, on remarque des papules érythémateuses.

L'appétit est assez bon. Tendance à la constipation. Dyspnée intense. Respiration 20.

Légère fièvre. Pouls 120. Cœur légèrement dilaté.

Urines acides, traces d'albumine, pas de sucre.

L'examen du sang montre 3 ou 4 parasites par préparation.

Le liquide de l'œdème et le sang au niveau des taches d'érythème renferment un plus grand nombre de trypanosomes.

9 *décembre*. — La maladie suit son cours lentement. Cette chronicité est apparemment la règle chez les Européens.

Cependant, les divers symptômes se sont accentués ; on administre sans résultat de l'arsenic et de la quinine à haute dose ; on donne ensuite de l'urotropine 3 fois par jour en augmentant progressivement les doses.

Le malade augmente de poids, sa force musculaire s'accroît aussi, mais il présente toujours des poussées de fièvre, quelquefois 39°,9, à intervalle de quelques jours et durant peu.

La respiration est parfois gênée.

K... n'est pas affecté, bien qu'il ait vaguement conscience de son état.

Tendance à la constipation.

Douleurs dans la région de la rate.

A l'examen du sang et suivant les préparations, on peut apercevoir quelques trypanosomes, mais il faut souvent faire deux ou trois préparations. Toutefois, l'inoculation aux rats blancs et aux singes démontre leur présence.

Le 29 *décembre* au matin. — Les symptômes aigus apparaissent.

Raideur.

Température 37°,7, dans la soirée 40°.

Pouls 126.

Respiration 28.

Pupilles normales.

Respiration de Scheynes-Stockes.

Le malade reconnaît difficilement ses amis. *Délire*.

31 *décembre*. — Pas de changements dans le pouls et la respiration. Le délire a disparu.

1er *janvier* 1903. — Température au-dessous de 38°. La respiration, de plus en plus gênée atteint 60 et 70.

Le malade conserve sa connaissance jusqu'à la mort, qui survient dans la journée.

L'autopsie n'a pu être pratiquée.

CHAPITRE VI

SYMPTOMATOLOGIE. ANATOMIE PATHOLOGIQUE.

Symptomatologie.

Les premiers médecins qui ont observé la maladie du sommeil nous en ont laissé de bonnes descriptions, mais toutes incomplètes, le début de l'affection ayant échappé à leurs recherches.

Nous comprenons facilement que ce début ait passé inaperçu à leurs yeux; il leur était en effet difficile de rattacher à leur vraie cause les symptômes légers et fugaces qui le caractérisent et dont les noirs se préoccupent peu.

Aujourd'hui la découverte du parasite et les moyens d'investigation qui en découlent permettent au moindre soupçon de rechercher le trypanosome dans le sang ou le liquide cérébro-spinal et de faire ainsi un diagnostic précoce et certain bien avant l'apparition du sommeil pathologique qui seul permettait alors d'affirmer la maladie. Toutefois, les observations complètes sont encore peu nombreuses et l'on peut espérer qu'à mesure que leur nombre augmentera la symptomatologie s'enrichira de faits nouveaux et précis.

Nous allons donner un rapide aperçu de la marche

de la maladie dont on a pu se faire une idée assez nette par la lecture des observations qui précèdent, ensuite nous examinerons séparément les symptômes les plus caractéristiques.

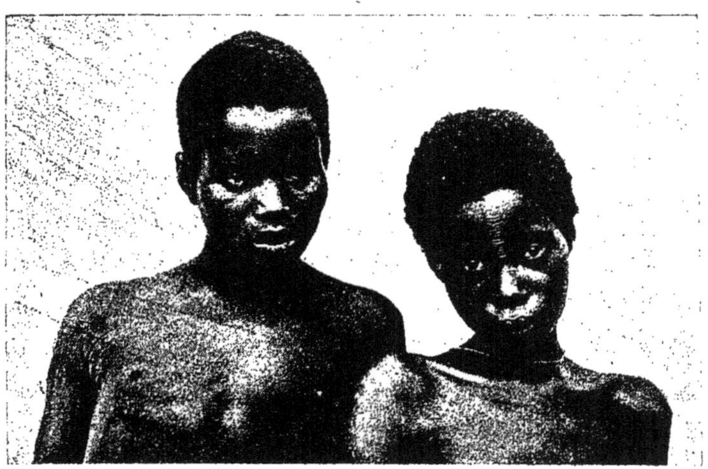

Fig. 4. — Homme Loango et femme Bangala arrivés au dernier stade de la maladie.
(Cliché du Dr Brumpt.)

La durée de l'incubation est incertaine et variable ; les faits connus semblent lui assigner de quelques semaines à plusieurs années.

En effet, les observations de la thèse de Guérin se rapportent à des noirs qui avaient quitté l'Afrique depuis trois, quatre, cinq et même sept ans ; nous savons aujourd'hui l'importance qu'il faut attacher à ce fait.

Au début de l'affection, le malade vaque à ses occupations avec toutes les apparences de la santé, cependant, avec un peu d'attention, on peut remarquer un léger changement dans son caractère.

Il est triste, a moins d'aptitude au travail, se fatigue vite et est obligé de se reposer plus souvent que d'habitude, l'appétit est tout de même bon, aussi il arrive parfois qu'on accuse à ce moment les nègres de paresse. Plusieurs auteurs rapportent avoir vu ainsi des malheureux battus succomber quelques mois après de cette affection.

Un symptôme initial très important mais rarement observé par suite du peu de troubles qu'il occasionne est la fièvre ; on peut noter aussi de la céphalée plus ou moins intense, des œdèmes légers et fugaces, des éruptions érythémateuses, le tout constituant la fièvre à trypanosomes et correspondant à la présence du trypanosome dans le sang. Tel est le premier stade de la maladie ou période de début dont la durée dépend du passage plus ou moins rapide du parasite dans le liquide céphalo-rachidien, durée qui varie suivant les individus mais à laquelle fera suite fatalement le second stade ou période d'état qui constitue à proprement parler la maladie du sommeil.

Les légers malaises du début ont fait place à une grande faiblesse. L'aspect du malade a changé insensiblement, son regard s'est éteint, sa lèvre inférieure tombante lui donne l'air hébété et pourtant son intelligence est conservée, ainsi que sa mémoire. Sa parole est lente, hésitante, la réponse aux questions qu'on lui pose se fait attendre. Il s'endort à chaque instant, mais ce n'est encore qu'une simple somnolence dont il est facile de le tirer par un faible appel ou une légère excitation. Éveillé, sa démarche est incertaine.

Un des symptômes qui manque rarement est le tremblement de la langue qui s'étend parfois aux mains et aux bras où il augmente avec les mouvements volontaires. La température est élevée, à grandes oscillations, avec rémissions matinales, le pouls est accéléré, souvent en discordance avec la température.

Les réflexes sont parfois exagérés.

La peau présente des éruptions diverses, mais sans relation avec la maladie.

Les ganglions plus ou moins hypertrophiés sont le fait de lésions cutanées infectées ou dépendent de la syphilis, de la scrofule, etc. Bientôt, malgré qu'il s'alimente bien et qu'on ne constate qu'une légère constipation, le malade commence à maigrir et, indépendamment d'un mieux sensible qui peut aussi se produire à la suite de soins appropriés, la maladie, rebelle à toute thérapeutique, suit son cours inexorable. Les symptômes s'aggravent et nous entrons dans la dernière période.

À la somnolence fait place un véritable sommeil léthargique dont on a beaucoup de peine à sortir le malade même au moment de ses repas et encore s'endort-il quelquefois en portant les aliments à sa bouche. Ce sommeil, en général paisible, peut être troublé de rêves pendant lesquels le malade s'agite et crie.

On a constaté aussi des convulsions ainsi que de véritables crises épileptiformes qui peuvent entraîner la mort du sujet. Souvent, le tremblement s'accentue au point d'imprimer de fortes secousses au lit du patient.

A l'amaigrissement très prononcé s'ajoute dè l'amyo-
trophie s'accompagnant parfois de contractures. La température tombe au-dessous de la normale, l'hypnose fait place au coma, la salive s'écoule de la bouche,
les réflexes diminuent, le pouls devient filiforme et le
malade meurt après avoir présenté quelquefois la respiration de Scheynes-Stockes.

Telle est rapidement esquissée la marche habi-
tuelle de la maladie qui peut mettre pour évoluer de
quelques semaines à plusieurs années.

Étude des symptômes. *Température.* — L'élévation de
la température est une des premières manifestations et
permet de faire un diagnostic précoce. En général, elle
présente au début le type rémittent à grandes oscillations. Le soir le thermomètre monte à 39° pour des-
cendre le matin à la normale et même au-dessous.

Cette fièvre, sur laquelle la quinine reste sans effet,
ce qui permet d'éliminer le diagnostic de malaria, n'in-
commode nullement le malade qui peut parfaitement
vaquer à ses affaires avec une fièvre de 39°.

Elle peut rester rémittente quelques semaines puis
cesser pour devenir ensuite intermittente avec des
intervalles variables entre les accès.

Ces deux types de température peuvent alterner
jusqu'à la dernière période de la maladie où l'on observe
alors de l'hypothermie, indice d'une fin prochaine.

La courbe de la température est souvent modifiée
par une maladie intercurrente, malaria, pneumonie,
etc., etc.

Pouls. — Le pouls est rarement normal, toujours

fréquent, 90 à 130 pulsations à la minute, sans corréla-
tion avec la température.

Dans une même journée, il subit parfois de grandes
variations. Régulier et bien frappé pendant tout le
cours de la maladie, il devient faible, filiforme, quelques jours avant la mort. Le dicrotisme est rare et
ne s'observe en général que lorsque la température est
très élevée.

Ces variations existent sans lésion cardiaque.

Respiration. — La respiration est régulière, accé-
lérée le soir, 20 à 30 par minute, mais sans dyspnée.

L'examen physique du poumon ne révèle aucune
lésion propre à la maladie, on peut observer de
l'œdème ou de la congestion pulmonaire hypostatique,
vers la fin de l'affection on note souvent le rythme du
Scheynes-Stockes.

Parfois on voit survenir une affection surajoutée,
en particulier la pneumonie.

Troubles sensitivo-moteurs. — Ce sont eux qui
dominent et font revêtir à la maladie son aspect spé-
cial.

Il y a dès le début un engourdissement de toutes
les fonctions de l'organisme, qui avec les progrès de
la maladie ira en s'accentuant pour aboutir finalement à la déchéance complète de l'individu.

Les troubles psychiques n'existent pas et contrairement à ce que laisserait supposer l'aspect du malade,
l'intelligence et la mémoire sont conservées.

Le sommeil physiologique n'est pas, comme on le
supposait, un symptôme de la maladie, il s'agit plutôt

d'une somnolence qui finit par devenir un véritable
sommeil léthargique.

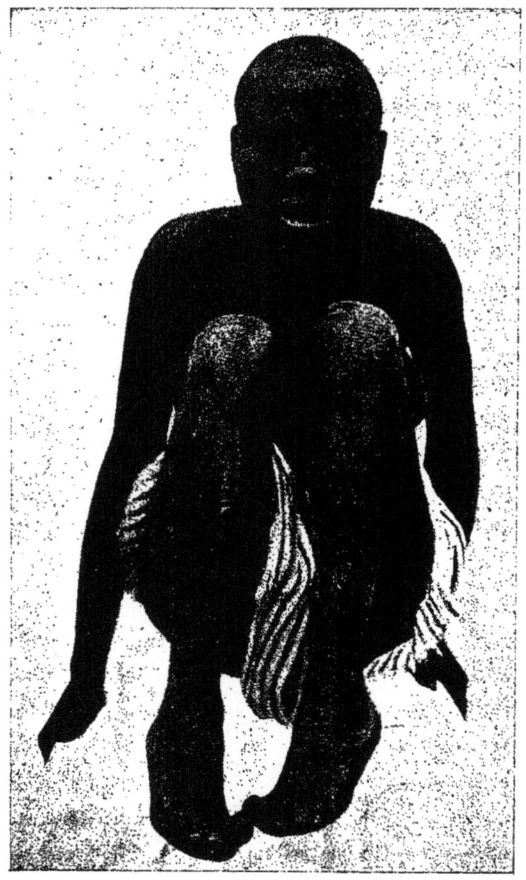

Fig. 5. — Sapata, femme Manyéma, photographiée 10 jours avant sa mort.
(Cliché du Dr Brumpt).

Au début, le patient baisse la tête, ferme les
yeux, mais les ouvre au moindre appel, à la plus légère

excitation, dans la suite le sommeil est plus profond, parfois le malade a des rêves accompagnés de manifestations bruyantes, cris, gestes ; ces excitations peuvent même se traduire par de véritables crises épileptiformes, après lesquelles le sommeil est encore plus intense. Ces crises s'observent chez de nombreux malades et peuvent se terminer par la mort.

Sensibilité. — Les troubles objectifs sont en général nuls au début. Plus tard il peut exister une hyperesthésie générale assez prononcée, pour que le moindre contact arrache des cris au malade ou qu'il se défende d'une simple piqûre au doigt, tel Salomon, cas de M. Wurtz.

Sensibilité subjective. — Au début céphalée plus ou moins intense.

Réflexes. — D'une façon générale, normaux au début, ils peuvent ensuite être exagérés ; à la fin de la maladie cette exagération disparaît et les réflexes sont souvent abolis.

Troubles moteurs. — D'abord faiblesse générale, surtout marquée aux jambes, peu à peu la démarche devient incertaine et titubante. On observe quelquefois le signe de Romberg ainsi qu'un certain degré d'incoordination.

Pas de paralysie vraie, ni hémiplégie, ni paraplégie, mais les muscles s'atrophient de plus en plus et dans la dernière période, le malade a souvent de la contracture, les membres en flexion.

Un symptôme caractéristique est le tremblement de la langue ; ce tremblement peut s'étendre aux mains, et

quelquefois devenir général; il s'exagère avec les mouvements volontaires.

Sphincters. — A la fin de la maladie, relâchement des
sphincters.

Organes des sens. — Pas de troubles, sauf un léger
degré de mydriase, pas d'inégalité pupillaire.

Tube digestif. — L'état des voies digestives est variable
suivant les sujets. L'appétit est bon, quelquefois augmenté et en général conservé jusqu'à une période très
avancée de la maladie. Notons quelques troubles dys-
peptiques, langue blanche, saburrale, épaisse et chez
presque tous les sujets, tendance à la constipation. La
rate et le foie sont souvent augmentés de volume du
fait du paludisme.

Urines. — Quantité normale au début avec polyurie
dans les cas avancés.

Elles sont peu colorées, ne renferment ni sucre,
ni albumine, mais contiennent des sels de chaux.

Peau. — Lésions variables, sans aucun rapport avec
la maladie, sauf peut-être l'érythème constaté par
M. Dutton dans la fièvre à trypanosomes.

Anémie. — Constante, en rapport avec les progrès
de la maladie.

Anatomie pathologique.

Toutes les autopsies démontrent l'existence de mé-
ningo-encéphalite et de méningo-myélite.

Les lésions macroscopiques constatées par les divers
auteurs de ces dernières années, MM. Kuborn, Mott,
Marchoux, Broden sont plus ou moins intenses et se

réduisent en général à de la congestion des vaisseaux et des sinus de la dure-mère. Les membranes plus profondes, pie-mère, arachnoïde sont épaissies et parfois adhérentes au tissu cérébral.

Les lésions siègent sur la convexité du cerveau. M. Kuborn a vu la substance grise diminuée d'épaisseur et a constaté la présence de foyers de ramollissement dans la moelle épinière ainsi qu'une légère destruction de la substance grise.

Le liquide céphalo-rachidien est souvent augmenté, en général il est clair, parfois louche ou légèrement teinté de sang, l'examen cytologique démontre la prédominance de mononucléaires.

L'examen microscopique a révélé une infiltration des membranes par de jeunes cellules.

Les lymphatiques périvasculaires intra-cérébraux sont gorgés de leucocytes mononucléaires.

CHAPITRE VII

DIAGNOSTIC. PRONOSTIC. TRAITEMENT. PROPHYLAXIE.

Diagnostic. Pronostic.

Le diagnostic de la maladie du sommeil à la période d'hypnose s'impose, aussi nous croyons inutile de faire ici une étude comparative des divers sommeils pathologiques. Plus difficile est de dépister l'affection au début, mais l'attention du médecin mise en éveil par les dernières découvertes lui fera rechercher le trypanosome dans tous les cas de contamination possible.

Chez les fiévreux, il faudra faire la part qui revient à ce parasite et à l'hématozoaire de Laveran.

L'insuccès de la quinine d'un côté, de l'autre la présence du trypanosome dans le sang lèveront les doutes.

Malheureusement, un diagnostic même précoce a peu d'importance, un traitement approprié ne pouvant à ce moment juguler la maladie. Le pronostic reste des plus sombres et malgré les améliorations passagères que l'on peut constater la maladie suit son cours inexorable et se termine toujours par la mort.

Traitement.

Les divers traitements qu'on a tentés jusqu'à ce jour n'ont malheureusement pas donné de résultats appréciables.

Peut-être dans un avenir prochain, comme les expériences de M. Laveran sur les souris et les rats atteints de nagana permettent de le supposer, trouvera-t-on un sérum efficace, ou bien découvrira-t-on une substance dont l'action sur les trypanosomes soit analogue à celle de la quinine sur l'hématozoaire du paludisme ; les deux hypothèses basées sur la connaissance de l'étiologie sont plausibles.

Pour le moment, le seul médicament que l'on puisse opposer à la maladie est l'arsenic sous ses différentes formes, voici ce que dit M. Laveran à ce sujet :

« Il résulte des expériences que j'ai faites sur des rats que l'acide arsénieux, donné à dose suffisante, fait disparaître les *Tr. gambiense* de la grande circulation, au moins d'une façon temporaire, et qu'il peut hâter la guérison de la trypanosomiase chez ces animaux. La dose efficace est de 0^{mgr},1 d'acide arsénieux pour 20 grammes d'animal, soit 1 milligramme pour un rat de 200 grammes ; au-dessous de cette dose, les résultats sont nuls ou très incomplets.

Dans la trypanosomiase humaine, les arsenicaux ont été employés souvent et ils n'ont donné que des améliorations passagères, mais, en général, les doses prescrites ont été trop faibles.

D'après les résultats fournis par l'expérimentation sur les animaux, on peut dire que la méthode qui consiste à donner de faibles doses journalières d'acide arsénieux (méthode employée le plus souvent dans le traitement de la trypanosomiase humaine) est mauvaise et qu'il est préférable de prescrire des doses fortes et espacées.

Les auteurs s'accordent à dire que la trypanosomiase humaine est toujours mortelle lorsque les accidents nerveux se sont déclarés, mais, avant l'apparition
de ces accidents, il y a une période plus ou moins longue, pendant laquelle les trypanosomes, en petit nombre dans le sang, produisent peu de troubles morbides.
A cette première phase, il est probable que l'infection
produite par *Tr. gambiense* est curable chez l'homme,
comme elle l'est chez beaucoup d'espèces animales et
que l'acide arsénieux peut contribuer à la guérison ; une
bonne hygiène et une alimentation abondante sont aussi
des facteurs importants. »

Prophylaxie.

En attendant de trouver le traitement spécifique,
la prophylaxie seule est capable d'enrayer les progrès
de la maladie.

Les moyens préventifs devront s'adresser surtout à
l'agent de propagation, la *glossina palpalis*.

Ces moyens se réduisent à :

1° Détruire la mouche tsé-tsé. La tsé-tsé ne dépo-
sant pas ses larves dans un endroit déterminé comme les
moustiques, leur destruction rencontrera de sérieuses
difficultés, malgré tout, on devra la tenter par tous les
moyens possibles.

2° Empêcher la tsé-tsé d'infecter l'homme. On peut
obtenir ce résultat grâce aux différents procédés employés déjà contre les moustiques et qui consistent
dans le port d'une voilette et de gants.

Malheureusement les peuplades atteintes par la maladie du sommeil sont peu ou pas vêtues et s'accommoderaient difficilement de ces préservatifs qui ne peuvent s'adresser qu'aux Européens. Aussi pour préserver les noirs il faudra, le port d'un vêtement mis à part, trouver une substance qui éloigne les mouches et dont les indigènes pourront s'oindre le corps. Dans les régions où les habitations se trouvent près des cours d'eau, on devra obturer les ouvertures avec des grillages.

3° Empêcher l'homme d'infecter la tsé-tsé. Ce but pourra être aussi atteint grâce aux procédés décrits dans le paragraphe précédent. Quant à faire pour un malade atteint de la maladie du sommeil, ce qu'on fait pour un amarillique, il n'y faut pas songer, un tel malade ne pouvant être enfermé pendant tout le cours de la maladie. La seule chose possible sera d'empêcher les tsé-tsé de s'introduire dans les salles où ces malades sont en traitement.

4° Dans l'état actuel de la question, le seul moyen efficace et pratique consiste à s'éloigner des tsé-tsé. Pour cela, on construira et on transportera les villes et villages à une certaine distance des nappes d'eau. Ces résultats seront d'ailleurs facilement obtenus: dans les régions contaminées, les populations voisines des cours d'eau étant appelées à disparaître dans un avenir rapproché, et les indigènes abandonnant d'eux-mêmes ces parages.

Aussi est-ce surtout dans ce sens que les divers pays intéressés devront diriger leurs efforts.

CONCLUSIONS

I. — La maladie du sommeil est causée par le *try-panosoma gambiense* découvert par Forde et Dutton dans le sang; ce parasite est identique à celui trouvé plus tard par Castellani dans le liquide céphalo-rachidien.

II. — La fièvre à trypanosomes et la maladie du sommeil ne sont qu'une même affection à des stades différents et correspondent: la première à la présence du parasite dans le sang, la seconde à son passage dans le liquide céphalo-rachidien.

III. — Le trypanosome est transmis par une mouche tsé-tsé, la *glossina palpalis,* qui s'est préalablement nourrie du sang de sujets contaminés. Sa piqûre ne paraît dangereuse que durant les deux ou trois premiers jours qui suivent son infection.

IV. — La maladie du sommeil est inoculable aux animaux, principalement aux singes.

V. — L'autopsie ne montre que des lésions de mé-
ningo-encéphalite.

VI. — A défaut d'un traitement efficace, les progrès
de la maladie du sommeil peuvent être enrayés par
une prophylaxie bien comprise, basée sur la connaissance des mœurs de la mouche.

Cette prophylaxie consiste à :

a) Détruire la mouche tsé-tsé ;

b) Protéger les individus sains contre sa piqûre ;

c) Dans la mesure du possible mettre les malades
hors d'atteinte des mouches afin d'éviter l'infection de
ces dernières ;

d) Dans les zones où la maladie du sommeil est
endémique construire les villes et les villages à une
certaine distance des cours d'eau.

BIBLIOGRAPHIE

Ablart. — *Arch. de méd. nav.*, déc. 1883, p. 456.

Austen (E.-E.). — A monograph of the tse-tse flies. Londres, 1903.

Baker. — *Brit. med. jour.*, mai 1903, p. 1254.

Bettencourt, Kopke, Gomes, Correia Mendes. — Note on the etiology of the sleeping sickness. *Lancet*, 23 mai 1902.

Bettencourt, Correia Mendes, Correia Pinto et J. Gomes de Rezende. — Doença de somno. Lisbonne, 1901, et *Sem. méd.*, 1901, p. 366.

Blanchard (R.) — *Bull. acad. de méd.*, 17 mars 1903, p. 372.
— *Bull. acad. de méd.*, 20 oct. 1903, p. 188.
— *Arch. gén. de méd.*, 1er déc. 1903, p. 3071.

Boigey (M.). — La trypanose ou maladies à trypanosomes. *Revue scient.*, 9 mai 1903, p. 583, et 23 mai, p. 649.

Bombarda. — Doença de somno. *A. med. cont.*, 12 déc. 1900.
— *Arch. f. Schiffs und Tropenhyg*, 1901, p. 137.

Brault et Lapin (Y.). — Note sur l'étiologie et la pathologie du sommeil. *Arch. de parasit.*, nov. 1898, p. 369.

Britisch medical Journal. — Discussion on trypanosomiasis, n° 2229, 19 sept. 1903, p. 645.
— Tse-tse flies and trypanosomiasis, n° 2229, 19 sept. 1903, p. 660.
— Trypanosomiasis and sleep. sickn., n° 2233, 17 oct. 1003, p. 1003.

Britisch medical Journal. — Sleeping sickness, n° 2237, 14 nov. 1903, p. 1290.

— The etiology of sleep. sick., n° 2238, 21 nov. 1903, p. 1343.

— The etiology, pathology, and symptoms of sleeping sickness, n° 2239, 28 nov., p. 1427.

Broden (A.). — La maladie du sommeil. *Bull. acad. royale de méd. de Belg.*, 26 oct. 1901, p. 750, et *Sem. méd.*, p. 366.

— La maladie du sommeil. *Arch. f. Schiffs und Tropenhyg*, 1903, p. 96.

Bruce (D.). — Trypanosoma in sleeping sickness. *Brit. med. journ.*, 23 mai 1903, p. 1218.

Bruce (D.) et Nabarro (D.). — *Royal Society*, Reports of the sleeping sickness commission, t. I et IV.

Brumpt (E.). — Maladie du sommeil et mouche tsé-tsé. *C. R. Soc. de Biol.*, 27 juin 1903, t. LV, p. 839.

— Du rôle des mouches tsé-tsé en pathologie exotique. *C. R. Soc. de Biol.*, 28 nov. 1903, t. LV, p. 1496.

— Maladie du sommeil expérimentale chez le singe. *C. R. de Biol.*, 28 nov. 1903, t. LV, p. 1494.

Brumpt et Wurtz. — Agglutination du *trypanosoma Castellanii*, Kruse, parasite de la maladie du sommeil. *C. R. Soc. de Biol.*, 5 déc. 1903, t. LV, p. 1555.

Cagigal et Lepierre. — A doença de somno. 20 oct. et 1er nov. 1897.

Calmette. — *Arch. de méd. nav.*, nov. 1898, p. 321.

Campenhout (van). — Léthargie d'Afrique. *Journ. méd. de Bruxelles*, 1900, p. 509.

— La léthargie d'Afrique. *C. R. du XIII° Congrès int. de méd. à Paris*, section méd. coloniale, 1900, p. 77.

Campenhout (van) et Dryepondt. — Léthargie d'Afrique. *Société d'études coloniales*, 1901, p. 141.

Castellani (A.). — Trypanosoma in sleeping sickness. *Brit. med. journ.*, 23 mai 1903, p. 1214.

— Researches on the etiology of sleeping sichness. *Journ. of trop. méd.*, 1er juin 1903, p. 167.

— Le parasite de la maladie du sommeil. *Revue scient.*, 13 juin 1903, p. 764.

— *Clinica medica,* 21 oct. 1903, p. 502.

— The etiology of sleeping sickness. *Journ. of trop. med.*, 1903, p. 93.

— *Sem. méd.*, 1903, p. 364.

— *Royal Society*, Reports of the sleeping sickness commission, t. I et II.

Chàssaniol. — *Arch. de méd. nav.*, t. III, 1863, p. 509.

Christy. — *Royal Society*, Reports of the sleeping sickness commission, t. II et III.

Corput (van den). — Théorie nouvelle de la maladie du sommeil. *Journ. des prat.*, 4 janv. 1902, p. 6.

Corre. — Recherches sur la maladie du sommeil. *Arch. de méd. nav.*, t. XXVII, 1875, p. 292.

— *Gaz. méd. de Paris*, 1876, n° 46.

Dangaix (C.). — *Thèse*, Paris, 1860.

— Sur l'hypnosie ou maladie du sommeil. *Mon. des sc. méd. et pharm.*, 24 août 1861, p. 787.

— *Moniteur des Hôpitaux*, 1861, n° 100.

Dechambre. — *Gaz. hebd.*, 1861, p. 573.

Dryepondt et Campenhout (van). — Rapport sur les travaux du laboratoire de Léopoldville en 1900. Bruxelles, 1901.

Dutton (J.-E.). — Preliminary note upon a trypanosome occuring in the blood of man. Thomson Yates laboratories report. t. IV, 2e partie, 1902.

Dutton (E.) et Todd (J.-L.). — First report of the trypanosomiasis exped. to senegambia (1902), Liverpool, 1903.

FERGUSON (J.-E.-H.). — The sleeping sickness. *Brit. med. journ.*, 7 fév. 1901, p. 315.

FORDE (R.-M.). — Some clinical' notes on a European patient in whose blood a trypanosoma was observed. *Journ. of trop. med.*, 1er sept. 1902.

FRANCQ et ATHIAS. — *C. R. Soc. de Biol.*, 15 fév. 1902, p. 193.

GRIFFON DU BELLAY. — *Arch. de méd. nav.*, t. I, 1864, p. 73.

GUÉRIN (A.). — La maladie du sommeil. *Thèse*, Paris, 1869.

GUIART (J.). — La maladie du sommeil. *Bull. des sciences pharm.*, nov. 1903, p. 386.

HODGES (A.). — Sleeping sickness and filaria perstans in Bugosa and its neighbourhood, Uganda protectorate. *Journ. of trop. med.*, 1er oct. 1902, p. 253.

JARVIS (C.). — La maladie du sommeil d'après les récentes recherches. *Sem. méd.*, 15 déc. 1903, p. 869.

Journal of tropical medicine. — The sleeping disease, 1902, p. 149-171-185.

— Sleeping sickness, 15 août 1903, p. 266.

— Discussion on trypanosomiasis, 2 nov. 1903, p. 337.

— Sleeping sickness, 16 nov. 1903, p. 358.

KERMORGANT (M.). — Répartition de la maladie du sommeil dans le gouv. général de l'Afr. occ. française. *Bull. ac. de méd.*, 29 déc. 1903, p. 655.

KUBORN. — La maladie du sommeil. *Sem. méd.*, 6 nov. 1901, p. 366.

— Courte note à propos de la maladie du sommeil. *Bull. de l'Acad. royale de méd. de Belgique*, 22 février 1902, p. 163.

LAVERAN (A.). — *C. R. Ac. des sc.*, 1er avr. 1902, p. 735.

— Action du sérum humain sur quelques trypanosomes pathogènes ; action de l'acide arsénieux sur Tr.

gambiense. C. R. Ac. des sciences, 22 fév. 1904, p. 450.

Laveran (A.) et Mesnil (F.). — *C. R. Ac. des sc.*, 15 juill. 1901, p. 131.

— *C. R. Ac. des sc.*, 28 oct. 1901, p. 670.

— Recherches sur le traitement et la prévention du nagana. *Ann. Inst. Pasteur*, nov. 1902.

Low (C.). — The sleeping sickness commission in Uganda. *Journ. of trop. med.*, 1902, p. 374.

— *Royal Society.*, Reports of the sleeping sickness commission, t. II.

Mackenzie et Mott (F.). — A case of negro lethargy. *Trans. of the pathol. society of London*, 1900.

Manson (Sir Patrick). — The sleeping sickness. *Brit. med. Journ.*, 1898, p. 1672.

— *Journ. of trop. méd.*, déc. 1898.

— Maladies des pays chauds. Chap. xviii, p. 313.

— *Sem. méd.*, 1903, p. 412.

— Sleeping sickness and trypanosomiasis in a European ; death ; preliminary note. *Brit. med. Journ.*, 5 déc. 1903.

Marchoux (E.). — Rôle du pneumocoque dans la pathologie et la pathogénie de la mal. du sommeil. *Ann. de l'Inst. Pasteur*, mars 1899, p. 193.

— *Sem. méd.*, 1899, p. 277.

Mattos e Silva. — Doënça de somno in Angola. *Arch. med. contemporanea*, 23 déc. 1900.

Mott (F.). — The changes in the central nervous systems of two cases of negro lethargy ; sequel to Dr. Manson's clinical report. *Brit. med. journal*, 16 déc. 1899, p. 1666.

Nepveu (G.). — *C. R. Soc. de biol.*, 24 déc. 1898, p. 1172.

Nicolas. — *Gaz. hebd. de méd. et de ch.*, oct. 1861, p. 670.

Ogle. — *Rev. des sc. méd.*, tome III, p. 344.

Rat. — Filariasis and sleeping sickness. *Journ. of trop. med.*, 1902, p. 385.

Régis (E.) et Gaide (N.). — Rapports entre la maladie du sommeil et le myxœdème. *Presse méd.*, 1ᵉʳ oct. 1898, p. 193.

Rey (H.). — Article Maladie du sommeil. *Dict. Jaccoud*, T, xxxiii, p. 288.

Rouget (M.-J.). — Étiologie et pathogénie de la mal. du sommeil. *C. R. Soc. de biol.*, 4 fév. 1902, p. 198.

— *Sem. méd.*, 26 fév. 1902, p. 70.

Roux. — La maladie du sommeil. *Le Caducée*, 1902, p. 163.

Roy (Le) de Méricourt. — Article Maladie du sommeil. *Dict. encycl. des sc. méd.*, tome IV, p. 286.

Sambon (L.-W.). — Sleeping sickness in the light of the recent knowledge. *Journ. of trop. med.*, 1ᵉʳ juill. 1903, p. 201.

Santelli. — *Arch. med. nav.*, t. IX, 1868, p. 311.

Warrington. — A note on the condition of the central nervous system in a case of African lethargy. *Brit. med. journ.*, 27 sept. 1902, p. 929.

Wigins. — Sleeping sickness in East Africa. *Journ. of trop. med.*, 1902, p. 391.

Winterbottom (Th.-M.). — An account of the native Africans in the neighbourhood of Sierra Leone ; to which is added an account of the present state of medicine among them. 2 vol. Londres, 1803.

Wurtz. — La maladie du sommeil. *Sem. méd.*, 23 déc. 1903, p. 413.

Ziemann (H.). — Is sleeping sickness of the negrœs an intoxication or an infection. *Journ. of trop. med.*, 1902, p. 315.

— La cause de la maladie du sommeil. *Revue scient.*, 14 mars 1903, p. 347.

TABLE DES MATIÈRES

CHARTRES. — IMPRIMERIE DURAND, RUE FULBERT.